A COMPLETE GUIDE TO YOGA
PRACTICE WITH PROPS I:
STANDING ĀSANAS

YOGA

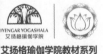

艾扬格瑜伽学院教材系列

辅具瑜伽习练指南 I
—— 站立体式

[以] 埃亚勒·希弗罗尼 著
蔡孟梅 译 / 徐如 审

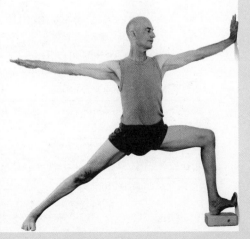

大连理工大学出版社
Dalian University of Technology Press

简体中文版 © 2023 大连理工大学出版社
著作权合同登记 06-2020 年第 104 号

版权所有·侵权必究

图书在版编目（CIP）数据

辅具瑜伽习练指南.Ⅰ，站立体式 /（以）埃亚勒·希弗罗尼著；蔡孟梅译. --大连：大连理工大学出版社，2023.1

ISBN 978-7-5685-4007-0

Ⅰ.①辅… Ⅱ.①埃… ②蔡… Ⅲ.①瑜伽—基本知识 Ⅳ.① R161.1

中国版本图书馆CIP数据核字(2022)第233605号

出品：龙象（广州）文化科技有限公司

辅具瑜伽习练指南Ⅰ——站立体式
FUJU YUJIA XILIAN ZHINAN —— ZHANLI TISHI

大连理工大学出版社出版

地址：大连市软件园路 80 号　邮政编码：116023
发行：0411-84708842　邮购：0411-84708943　传真：0411-84701466
E-mail：dutp@dutp.cn　URL：https://www.dutp.cn

辽宁星海彩色印刷有限公司印刷　　　　大连理工大学出版社发行

幅面尺寸：140mm×210mm　印张：9.25　字数：274 千字
2023 年 1 月第 1 版　　　　　　　2023 年 1 月第 1 次印刷

项目统筹：刘新彦　　　　　　　责任编辑：于 泓 白 璐
责任校对：周 欢　　　　　　　封面设计：冀贵收 张秋雯

ISBN 978-7-5685-4007-0　　　　　　　定　价：88.00 元

本书如有印装质量问题，请与我社发行部联系更换。

中文版序

　　我非常高兴有关艾扬格瑜伽的 *Props for Yoga* 已经被翻译成中文，即将与读者见面了！这个项目的完成，要感谢大连理工大学出版社的编辑团队强力的推进，以及辛勤的努力和付出。

　　我很高兴瑜伽在中国受到越来越多的人的喜爱。世界上说汉语的人太多了！在过去几年里，我很幸运地在中国开设了艾扬格瑜伽工作坊，学员真诚和投入的学习态度给我留下了深刻的印象。

　　我发现在中国，人们对瑜伽有着极大的热情，对这一古老的传统可谓求知心切。

　　近年来，艾扬格瑜伽在中国日益流行，B. K. S. 艾扬格的一些书已经被翻译成中文，拥有众多的读者。我希望本系列图书能帮助大家培养对艾扬格瑜伽的兴趣，更好地、更深入地学习、理解艾扬格瑜伽。

　　瑜伽属于全人类，它不应局限于某一国家或地区，也不应受到语言的限制。B. K. S. 艾扬格一贯认为瑜伽是全人类的财富，每个人都可由此获益，无论年龄、健康或生活状况如何，都可以享受瑜伽的馈赠！

　　B. K. S. 艾扬格的孙女阿比雅塔·S. 艾扬格说道："一种辅具就像我们的一位朋友，总有精彩的展示……辅具可以给我们自由。"辅具对瑜伽练习者来说的确是非常好的朋友。它们是艾扬格瑜伽的重要组成部分，有了它们的帮助，每个人都可以练习瑜伽，而不再受年龄、健康状况的限制。辅具也是"自我学习的指南"，正如 B. K. S. 艾扬格所说，它们可以使我们深入地探索体式，使练习更加有趣，并使人心情愉悦。有了辅具的帮助，我们可以安全地尝试高难度的体式，也可以在体式中停留更长时间，品味体式给予我们的甘露，呼吸似乎可以渗透到身体的每个部位，把赋予生命的能量带到每一个细胞。

我相信，本系列图书定会帮助你改善练习，借由瑜伽找到内在的快乐和安宁！

最后，希望我即将出版的图书也能很快与中国的朋友们见面！

埃亚勒·希弗罗尼

2020年6月

致　谢

　　本书呈现的所有知识的源泉都是我的上师，艾扬格瑜伽方法的奠基者、瑜伽大师B.K.S.艾扬格先生。在瑜伽练习中运用辅具是由艾扬格大师创始的。他发明了各种辅具，并在经年累月的练习中加以不断改进，这使瑜伽的练习①更加丰富，使每个人都能从瑜伽的馈赠中受益。在此我诚挚地表达对B. K. S.艾扬格最深切的钦佩和感激。不仅因为他是我的老师，同时也因为他使世界各地无数的人能走进瑜伽的世界。

　　B. K. S.艾扬格很高兴地翻阅了我的前一本书《椅子瑜伽习练指南》（*A Chair for Yoga*），并给予了我特别有建设性的意见和建议。2014年8月，我造访印度浦那RIMYI（Ramamani艾扬格瑜伽学院）时，曾计划请他翻阅本书的初稿。不幸的是这个愿望由于他的健康原因没有实现，而等来的是8月20日，他永远地离开了我们。那时我正在浦那（Puna），有幸与B. K. S.艾扬格做最后的道别，并参加了他的葬礼。我将永远感激他、怀念他。他深深地影响了我的生命，并以他的方式将瑜伽奉献给这个世界。谨以此书献给他，表达我对他崇高的敬意和怀念！

---

　　① 习练和练习的区别：《汉语大词典》（上海辞书出版社，2011年版）中词目"练习"给出的解释为：（1）操练；训练。（2）反复学习，以求熟练。（3）熟悉谙习。词目"习练"给出的解释为：（1）练习；训练。（2）熟悉。二者并没有本质的区别。因此，为避免引起混乱，书中统一使用"练习"一词。在书名以及个别处使用"习练"，特指一种规律的、带有探究目的的练习。——编者注

我非常有幸遇到了很多富有激情的老师，他们将自己渊博的学识与我分享，让瑜伽的练习，特别是辅具的应用，散发着光芒。首先感谢普尚·艾扬格和吉塔·S.艾扬格，感谢他们在RIMYI对我的指导、鼓励。我还要感谢来自孟买的Jawahar Bangera，他于我亦师亦友，他耐心地审阅了本书的初稿，并提出了很多有益的意见和建议。

还有很多老师，在这里无法一一列出他们的名字。我受惠于他们每一位，在此，谨表达对他们所有人的无尽的感激。

《椅子瑜伽习练指南》一书出版以来，收到了来自世界各地众多读者朋友的热情反馈，这其中有学生、老师，也有瑜伽爱好者。尽管他们的国籍、文化、宗教背景和年龄不同，但我能感受到他们与瑜伽的一种联结。这些积极的反馈，极大地激励了我投入本书的写作。

本书的构思要归功于我的朋友和同事Michael Sela，他帮助我出主意，制定整体结构，反复斟酌全书内容，使之更加清晰、流畅。在此我对他表示深深的感谢。

感谢Ravit Moar和Eleanor Jacobovitz的付出，他们为本书插图中的模特，也是Zichron-Ya'akov艾扬格瑜伽中心的老师。

感谢以色列奇科隆–雅科夫（Zichron-Ya'akov）中心的所有老师，他们为本书的编写提供了很多好的想法和反馈。还要感谢我的同事 Ephrat Michelson，Sara Tal，Nancy Gardosh 和 Noa Zweig，他们阅读了本书的初稿，提出了许多有价值的修改建议。Nancy Gardosh 认真地通读了全书，更正了其中的英文错误，并对我倍加鼓励。

感谢我的学生。他们在课堂上和工作坊中帮助我实验、改善运用辅具的新的尝试。他们投入的实践、积极的反馈，激励我完成本书。

最后，但同样重要的是，我要感谢我的妻子 Hagit。她一直以来的爱和支持使本书（和许多其他事）得以成就。

埃亚勒·希弗罗尼

2015年9月

介　绍

古代圣贤将瑜伽以认识和转化灵性的方式而广泛传播，并代代相传到了我们手中。帕坦伽利的《瑜伽经》（*Yoga Sutras of Patanjali*）、《薄伽梵歌》（*The Bhagavad Gita*）、《湿婆本集》（*The Shiva Samhita*）等文献对瑜伽的本质、瑜伽士的修炼及其行为等给出了阐述。后人对这些经典文献给予了很多解读，其中包括我的老师，瑜伽大师B.K.S.艾扬格，也有相关著述。

瑜伽不是单纯的理论，它是一门实践哲学，也是一段探索的旅程，伴随着意图、行动、感知与奉献。只有将经典注入我们自身的生活中，才能揭示出它们蕴含的全部含义和意义。B. K. S.艾扬格的伟大贡献在于他明确给出了体式和调息练习的方法，并使练习者由此在自省、有觉知的练习中探寻自身的奥秘。

体式不仅仅是对身体的锻炼，也引导我们对身与心进行探寻，使我们了解自身的局限、习性和潜力。B. K. S.艾扬格将体式练习发展到了艺术与科学的层面。他在《瑜伽之树》（*The Tree of Yoga*）中写道：

> "圣雄甘地并没有练习瑜伽的八支。他只遵从了瑜伽的两个原则：非暴力；真实。然而，通过这两个原则，他主宰了自己的本性，并为印度赢得了独立。如果持戒（yama）部分原则就能使甘地如此伟大、纯洁、诚实和神圣，那么是否可以通过修习瑜伽的另一支——体式，达到精神的最高境界呢？或许很多人认为体式只是身体的练习，如果不了解体式的深度就这样说，那你早已错过了瑜伽的恩典。"

在《瑜伽之树》中，他给出了如何通过深入研习瑜伽八支（Ashtanga Yoga）中的第三支（体式）和第四支（调息）来体验所有八支。当然，将体式作为一种锻炼身体的方式也可以，它能保持练习者身体的柔韧、健康和轻盈。但是，如果在练习中不同时观察和了解你的心意（mind），则会错失发展智性和提升觉知的机会。这里的"智性"不仅仅指一个人的智商水平，而是有关一个人对于自我和周围环境无偏见的觉察能力，根据个人的价值观做出善行以及对真理的感知能力。

通过B. K. S.艾扬格的教授再来看体式练习，我们可以理解辅具的重要性。正是这些他发明的种类繁多的辅具，使各年龄段、各种健康状况的人们都能享受到瑜伽的馈赠。实际上，正是由于辅具的引入，以及B. K. S.艾扬格详细的指导和对经典文献的深入阐释，使得更多人能够实现他的愿景——"瑜伽属于所有人"。

关于运用辅具

为什么在练习和教学中使用辅具？B.K.S.
艾扬格是这样说的：

> "我曾一门心思地尝试以各种方式
> 提高并完善我自己的练习。我曾用路上
> 捡来的石头和砖作为'支撑'和'负重'
> 在体式的掌握中取得进展……

> 辅具帮助我们轻松地完成体
> 式……使用辅具，当大脑处于被动状态
> 时，学生们可以更快地理解和学会体式，
> 体会身心的敏感。辅具是自我学习的向
> 导，它们的帮助是准确的、无误的。"
> (《瑜伽大师 B.K.S. 艾扬格光辉70年》)

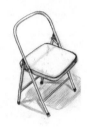

克里斯蒂安·皮萨诺补充道：

> "辅具使我们能揭示体式的全部，
> 学习那些如果没有辅具的帮助可能很难
> 练习的体式，理解体式正确的动作和对
> 其的态度。它们还能让我们在体式中保
> 持更长时间，从而更加深入地进到身体
> 中尚未探索的区域。"(《勇者的沉思》，
> *The Hero's Contemplation*)

辅具的使用是艾扬格瑜伽的一个重要特
征，但我们不应将辅具与艾扬格瑜伽的本质
相混淆。辅具只是达到目的的方法，如在体
式中的正位、稳定、精准和持久。

这里所涵盖的辅具的使用目的是练习时将觉知引至体式的不同方面、不同部位，从而深入并提高对体式的理解。同时，练习者也要留意不要对辅具过分依赖，而是要理性地运用，探寻一种成熟的、充满觉知的体式练习。

关于这一点，B.K.S.艾扬格说道：

"现在，讲讲使用辅具的优缺点。反对使用辅具的批评之一是人们会变得依赖辅具，缺乏尝试独立完成体式的愿望。这是辅具的错吗？当然不是！辅具的帮助是用来体会体式的。我从来没有说过应该无期限地使用它们。辅具给了习练者方向感。有了方向感后，我希望我的学生迟早都能独立地完成体式……使用辅具的目的是给我们方向感、正位和了解体式。"

根本上，身体与心意也是辅具，是外在的辅具，来帮助"观者安住于自己真正光辉"（帕坦伽利的《瑜伽经》，1.3），或者如皮萨诺所说：

"……辅具可被看作外在的组织，它以纯粹主观的方式指出了体式的本质所在。因此，在使用外在辅具和将身体本身作为辅具之间总会产生一些相互影响。究其根本，身心本身也仅仅是一个外在的辅具。"（《勇者的沉思》，*The Hero's Contemplation*）

总之，使用辅具，使得我们所有人，无论有什么样的身体限制，都有可能提升瑜伽的自我研习（Sadhana）。适当地使用辅具，可以：

- 完成很难独立完成的体式；

- 在练习中达到并保持准确的正位；

- 在具有挑战性的体式中保持更长时间，更放松；

- 从更深的层面上学习、探索体式；

- 即使生病、受伤或者有慢性病症状，依然可以继续练习，并改善自身状况。

关于本书

本书是我数十年瑜伽修炼的成果。在数十年不断地练习和学习中，我每天都有新的感受、新的观察和新的领悟。本书来自我在自己的工作室、在RIMYI瑜伽学院期间，跟随B. K. S.艾扬格、吉塔·S.艾扬格和普尚·艾扬格老师学习时持续不断的练习和探索；来自我在以色列以及世界各地参与和举办的不计其数的工作坊中；最后，但同样重要的是，它来自以色列我自己的艾扬格瑜伽中心和其他老师及学生的日常工作中。

通常，在准备一堂课或者一个工作坊时，我会思索新的方法来强调使用辅具进行体式练习的原理。相信我的很多同行也有类似的需求。本书是为满足此需求的一种尝试。

B. K. S.艾扬格所著《瑜伽之光》（*Light on Yoga*）一书奠定了"艾扬格方法"的坚实基础，至今已经成为不可多得的经典之作。之后出版的很多书对其进行了多种阐释。这些著作中最有影响的是B. K. S.艾扬格撰写的《瑜伽：整体健康之路》（*Yoga, the Path to Holistic Health*）。吉塔·S.艾扬格的著作《女性的珍宝》（*A Gem for Women*）和《艾扬格瑜伽教程（入门篇、中级篇）》（*Yoga in Action, Preliminary and Intermediate - I*）对艾扬格瑜伽体系做了很重要的补充。其他的著作，如Silva、Mira和Shyam Mehta所著的《瑜伽：艾扬格方法》（*Yoga, the Iyengar Way*）则对艾扬格瑜伽做了进一步介绍。这些著作主要是介绍辅具的基本使用方法，还有的是特别针对瑜伽理疗的，其读者对象大多是普通瑜伽练习者。本书的主要读者对象则是瑜伽老师和有经验的练习者。本书更全面、深入地介绍和探索了使用辅具进行瑜伽练习的方法。

其中，有些方法可能是广为人知的，也有许多尚未出版的、富有创造性的新方法。

我的第一本书《椅子瑜伽习练指南》着重介绍了使用单一的辅具——椅子——练习很多不同的体式。与之相反，"辅具瑜伽习练指南"系列图书则是介绍使用各种不同的辅具练习一类（或者两类）体式。我有意识地在书中只使用了简单的、常见的辅具，例如，瑜伽砖、瑜伽带、瑜伽毯、墙面、瑜伽抱枕和瑜伽绳等。

"辅具瑜伽习练指南"系列图书共包括三册：第一册介绍站立体式；第二册介绍坐立体式和前伸展体式；第三册介绍倒立体式。每册中都给出了若干个练习序列，这些序列各具特色，练习者可以根据具体情况选择。

◎ 体式练习可以作用于很多层面。书中介绍的大部分是可见的、易于理解的层面，即"食物鞘"或"肉身层"（anamayakośa，由皮肤、骨骼和肌肉组成，简单地说，就是解剖学意义的身体）。但是体式对于更内在的层面也有深刻影响，包括能量层（pranamayakośa）和感官层（monomayakośa）。本书是实践指导，主要涉及练习方法，但这并不意味着练习对更深层面的影响不太重要。我们将这些内在的影响留给读者，有待你们自己继续探寻其真谛，体验其奥妙。

本书的结构

每章开始有一个总体介绍，然后介绍一些具有代表性的体式。每个体式都给出了多个变体。针对每个变体的介绍，主要包括如下项目：

项 目	内 容	示 例
1	简短介绍	
2	练习此变体的特殊效果	**功效**
3	逐步指导	→（动作开始） ＞（其他动作）
4	特殊观察点	☼
5	注意点	◎
6	警示	⚠
7	本方法适用的其他体式	**适用**

其中，项目 1 为"简短介绍"，简要介绍每个体式的内容。项目 2 为"练习此变体的特殊效果"，解释了练习某一变体的特殊效果。它告诉我们以某种给定的方式使用辅具时我们能学到什么，或者辅具如何帮助我们避免某些常见的正位错误。项目 3 为"逐步指导"，有很多插图，给出了完成变体的身体各部位的位置和辅具的使用方法等信息。项目 4 为"特殊观察点"，提供了关于身体动作及心理活动的一些提示，为了在保持体式时获得理想效果，这些要点都应该做到。项目 5 为提醒练习者的某一或某些"注意点"。项目 6 为给练习者的一些"警示"，务必留意！项目 7 为"本方法适用的其他体式"。

如何运用本书?

阅读本书时，要牢记：

• 运用本书练习不能替代跟随艾扬格瑜伽认证教师的学习。对于艾扬格瑜伽的细微之处，运用文字难以完全描述。因此，本书的确能帮助你学习、探索体式，但也请记住，在你做体式时，书无法观察你，也不能随时纠正你在体式中的错误。

• 进行比较和分析：对某一体式进行多次练习，运用辅具练习一次，脱离辅具再练习一次。观察运用辅具练习时的感觉，然后尝试在脱离辅具练习时去重塑先前的感觉。不要习惯性地运用辅具，而是以有创意的、新颖的方式来运用；琢磨、比较不同的感受来增进你对体式的理解。不要形成对辅具的依赖，而是有意识、有觉知地运用它们。

• 运用辅具的方式可能是无穷无尽的，所以运用你的想象力和创造力去寻找新方法吧！

另外，还要注意以下几点：

1. 为了简单明了，每个变体我们只介绍了一种辅具的使用，或者只是一种特定的练习方式。你可以将某些变体组合起来练习，或者形成一个序列来练习。为了避免造成困惑，我们没有具体介绍组合的方法或序列，但你自己可以去大胆尝试。

2. 利用索引和目录能快捷地找到书中的相关内容。

3. 与搭档一起练习时，建议大家尽可能找同性别的、体重、身高、柔韧性等相当的伙伴。在帮助他人时务必小心、谨慎、考虑周到。

4. 有些变体引用了《瑜伽之光》（*Light on Yoga*）一书的体式图。书中会给出插图的序号。例如，"《瑜伽之光》，图 100"。

5. 书中仅给出了有限的运用辅具的示例，尤其是关于瑜伽椅的使用方法的示例数量更少。如需了解艾扬格瑜伽练习中瑜伽椅的详细使用方法，请参阅《椅子瑜伽习练指南》。

如有任何意见和建议，请写信给我，邮箱地址：eyal@theiyengaryoga.com。

尽情练习吧！

⚠ 警告

本书读者必须具有扎实的瑜伽练习基础，最好曾经有规律地参加过艾扬格瑜伽认证教师所授课程。

本书的某些变体属于高级体式，一定要在有资格的教师的指导和监督下才能尝试。

由于使用本书不当造成的任何伤害或损失，作者概不负责。

目 录

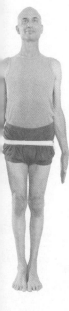

站立体式（Utthita Sthiti）

下犬式（Adho Mukha Śvānāsana）/ 53

站立前屈式（Uttānāsana）/ 105

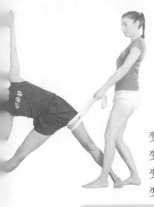

站立体式

（Utthita Sthiti）

站立体式是艾扬格瑜伽练习的基础。站立体式可以打开、强健身体，培养身体的柔韧性，训练肌肉的动作，为更高级的体式做好准备。初学者可以通过站立体式学习运用双腿激活下半身，运用双臂激活上半身。通过双腿、腹股沟肌肉的伸展，使髋部更加灵活。因此，脊柱能更自由地向上伸展。长期坚持，可以防止背部疼痛。通过肩胛带的活动，可以保持肩部的灵活，胸部的拓宽。这会改善呼吸和循环系统，保持身体的灵活、轻盈，以及头脑的清晰。

　　站立体式是学习瑜伽体式的一个很好的起点。在课堂上，站立体式可以使学生和老师最容易观察到彼此。它所涉及的外在的身体动作较多，而对心理要求相对较少。它们的挑战和回报也比其他类别的体式更明显。

　　站立体式对正位原则的引入非常理想。站立时，人们的视野更宽阔，对环境空间的觉知范围更大。在站立体式中，我们可以参照地板、墙面观察身体的方位，相应地调整四肢达到正位。从这个意义上说，站立体式可以引导我们从 *Vikalpa*（幻想，仅仅停留在口头表达，而没有任何实际基础），经由 *Viparyaya*（通过学习后发现是错误的观点），到达 Pramāṇa（标准，理念）。

　　站立体式教会我们激活并整合体内的所有元素：双脚扎根、接地（土元素）；感觉内在的流动和运行（水元素）；产生、释放能量和热忱（火元素）；打开胸腔，放松皮肤，使呼吸绵延、顺畅，身体轻盈（风元素）；还能发展对内在器官和空间的觉知（空元素）。

站立体式极具挑战，但回报颇丰。它可以提高意志力、力量、坚韧和耐力，这些都是瑜伽的重要元素。即便你是高级练习者，也不要在日常练习中忽视这些体式。打牢基础，以利前行！

山式（Tāḍāsana）

山式是每位初学者必学而且需要持续练习的体式。练习得越多，越能欣赏到它的微妙。山式可以建立身体的平衡、稳定、高度、延展，外部的收紧以及内部的拓展。通常，下面介绍的各种山式的变体也适用于其他站立体式，如手臂上举式（Ūrdhva Hastāsana）、上举祈祷式（Ūrdhva Namaskārāsana）、上举手指交扣式（Ūrdhva Baddhaṅgulāsana）等。

山式，梵文为Tāḍāsana，也称为Samasthiti。梵文中Tad的意思是山，Sama的意思是稳定，而sthiti的意思是状态或者状况。此体式将山的高度和稳固与平衡、均衡结合了起来。Samasthiti的一种意思就是"站直，不动"。双腿并拢，站直，观察身体的重量如何从一只脚转移到另一只脚上。双眼闭上做此体式，这种重量的转移会更加明显，这说明视觉和平衡是紧密相关的。

双眼睁开，但不要凝视某一点，目光柔和地平视前方，意识关注在肩胛骨。释放眼球的一切活动，释放所有的僵硬感。当感到双眼安静、柔软后，视觉下移，内视脚跟。检查身体的重量是否均匀地分配于两脚跟上。你能保持身体的均衡和稳定，身体的重量不在两脚之间转移吗？这样的观察，会使你从这个看似简单的体式中得到不同的体验！它甚至可以作为一个冥想的体式。

偶尔，你可以尝试在这个体式中保持5分钟或者更长时间。在身体上做到这一点并不困难，但在心理上则会遇到有趣的挑战！

我们从关注根基开始学习山式。双脚、双腿和骨盆带是体式的根基,可以使身体接地,体现其土元素的特性。

变体1　激活双脚:双脚夹砖

功效　双脚夹砖可以改善双脚的敏感性和动作的灵活性,提升身体的平衡、稳定。夹砖的拮抗力可以激活双脚和脚踝;改善整条腿的发力,学习足弓的上提。一只脚调整好后,就能观察到双腿感觉的显著不同。这将教会我们正确地感知山式的根基。

- ☆ 睁开双眼练习,但不要凝视任何目标。想象你正看向远方的地平线,海天相接之处。

- ☆ 视野扩展,双眼柔软,好像双耳在向前看;观察身体内部的状态和活动。

- ☆ 放松耳膜,将其内收,收向头颅后部。

- ☆ 感觉大脑顶部向大脑底部流淌,一直向下,流淌到心脏。

→站立,双腿略微分开。瑜伽砖平放于双脚之间,双脚内侧贴砖。

〉右脚跖球抬起,身体弯曲,用手指帮助将趾球分开,并展开趾球的皮肤。脚趾分开,落地,大脚趾彼此靠近,小脚趾彼此远离。

〉大脚趾跖球和脚跟内侧下压地面,脚踝内侧上提。

〉脚趾"颈部"下压地面。

〉右脚脚跟抬起,向后伸展,远离足弓,落下,脚跟外侧下压,跟骨扩宽,脚踝两侧垂直于地面。

〉身体站直。比较右侧腿和左侧腿的感觉有什么不同。

〉左脚重复上述动作。

〉从双脚外侧发力,夹紧瑜伽砖。(图1)

图1 双脚夹砖的山式

⚠ 警告

脊柱侧凸者应将背部靠墙边站立（参见变体13）。

如果容易头晕，背靠墙面进行练习。

☼ 检查脚跟外侧是否也在做"小山式"，挺拔、垂直于地面。检查足弓内侧和脚踝内侧是否上提。

☼ 脚趾尖不要下压地面，因为这会导致脚趾弯曲。脚趾向前伸展时，跖骨主动后移，移向脚跟方向。

☼ 双脚掌皮肤张开，仿佛脚掌的每个细胞都在触摸大地母亲。

☼ 观察双脚和双腿的状态，它们是对称的吗？

☼ 辨别哪一侧脚承受更多重量，然后检查哪一侧眼睛视力更清晰。双脚与双眼存在关系吗？

变体2　激活双膝：双膝夹砖

功效　瑜伽砖的拮抗力可以激活双膝，使大腿的觉知变得敏锐。有效改善"O"型腿和"X"型腿，双腿将逐渐变得相互平行。

→ 双膝夹瑜伽砖。（图1）

〉 膝关节外侧后移，内侧夹紧瑜伽砖。膝关节外侧保持不动，内侧后移。

〉 "O"型腿的练习者可在小腿中段捆绑1根瑜伽带，这特别有助于腿型的改善。（图2）也可以在大腿中段再捆绑1根瑜伽带。

☼ 膝关节外侧韧带后移，可以平衡大腿上端的内旋，纠正膝关节内翻。

☼ 膝盖骨上提后，将它们向后收入膝关节，打开膝关节后侧。

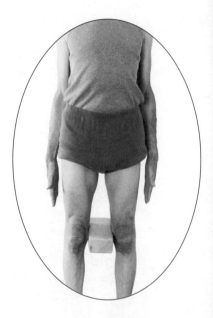

图1　双膝夹砖

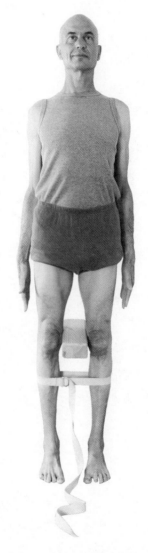

图2 小腿中段捆绑瑜伽带

功效　大腿夹砖有助于学习大腿的内旋。夹紧瑜伽砖可以建立大腿的紧实感，而不缩小腹部空间；这对下腹部器官有很大的影响。

→ 站立，双腿略微分开，瑜伽砖纵向放在两大腿之间，双腿夹紧。双脚彼此靠近，直到瑜伽砖表面对大腿两侧的压力均匀。（图1）

› 大腿上端内旋，好像要将瑜伽砖向后移动。

› 同时，臀部肌肉向下延展，尾骨内收，朝向瑜伽砖的方向，好像要将瑜伽砖向前移动。

› 大腿前侧向后移动。

› 可以在大腿夹砖的同时，在大腿中部捆绑1根瑜伽带。（图2）

☼ 大腿内旋，直到大腿内侧前缘接触瑜伽砖，大腿外侧前缘朝向正前方。

☼ 大腿的形态应该像瑜伽砖一样：大腿前侧、后侧，内侧、外侧相互平行，相邻两面呈90°。

☼ 想象你穿着一双高跟鞋（不是让你真的去穿，而只是想象一下），然后将尖尖的鞋跟插入地面。观察此时对大腿的影响。

适用 任何双腿并拢、伸直的体式，如头倒立式
（Śīrṣāsana）、肩倒立式（Sarvāṅgāsana）、桥式肩倒
立式（Setu Bandha Sarvāṅgāsana）（《瑜伽之光》，图
259）和手杖式（Daṇḍāsana）。

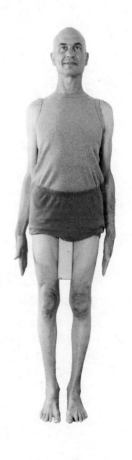

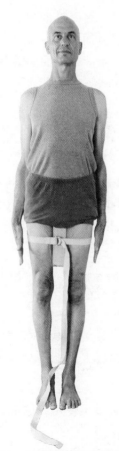

图1　大腿夹砖　　　　　　图2　大腿夹砖，捆绑瑜伽带

功效　两腹股沟分别捆绑瑜伽带，拉动瑜伽带，可以明显地感受到大腿的内旋，以及体式对骨盆区域的影响。

→两大腿上端分别捆绑 1 根瑜伽带，正好位于腹股沟下方。

〉调整瑜伽带的环扣，使之位于腹股沟内侧。拉紧瑜伽带，将瑜伽带自由的一端从两腿之间绕到大腿后侧。

〉双手从大腿后面握住瑜伽带，向后拉。（图 1 为后视图；图 2 为前视图）

〉观察臀部皮肤和大腿后侧上端由内向外的移动，以及骶骨带的拓宽。

☼ 拉瑜伽带，可以了解大腿上端的内旋程度。

☼ 观察这种内旋对骶骨带、腰部、下腹部及内脏器官产生的影响。

☼ 也可以不使用瑜伽带，直接用双手将大腿上端一个一个地内旋。

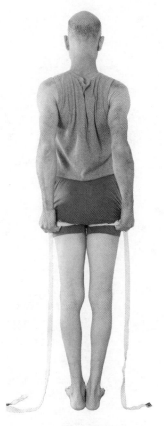 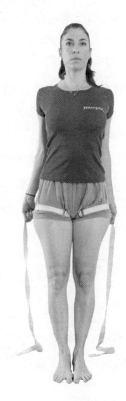

图1　两大腿上端捆绑瑜伽带，　　　图2　两大腿上端捆绑瑜伽带，
　　　　后视图　　　　　　　　　　　　　　前视图

变体5　稳定骨盆: 瑜伽带捆绑骨盆

功效　瑜伽带捆绑骨盆,可以收紧股骨头,使之稳固地保持在髋臼中。有益于髋关节的健康。

→ 骨盆中部捆绑1根瑜伽带。拉紧瑜伽带时应能收紧股骨大转子(骨盆两侧的两个骨性突出),同时触碰耻骨中央。双腿微屈,收紧瑜伽带。(图1,图2,图3)

〉收紧瑜伽带时应使用双手操作,以便骨盆两侧施力均衡。

〉如果感觉一侧髋关节的受力比另一侧弱一些,则将瑜伽带从"较弱"的一侧向"较强"的一侧拉紧。

〉最好用2根瑜伽带以相反的方向捆绑骨盆,施力会更均匀。

☼ 观察身体和瑜伽带之间的接触,哪里感觉更明显:后侧还是前侧?

☼ 骨盆底部向前移动,耻骨找瑜伽带,同时臀部中段内收,远离瑜伽带。

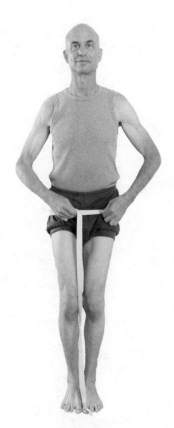

图1　骨盆中部捆绑瑜伽带

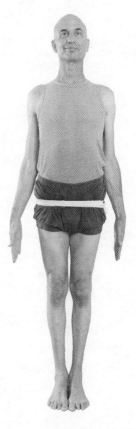

图2　骨盆中部捆绑瑜伽带的山式，前视图

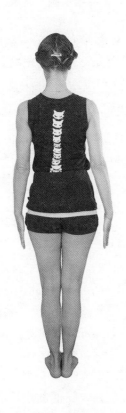

图3　骨盆中部捆绑瑜伽带的山式，后视图

功效　位于骶骨处的瑜伽砖有
助于将骶骨内收在骨盆内，从
而使整条脊柱自由地向上延展，
带来下腹部的拓宽、放松。骶
骨与瑜伽砖的拮抗使指令"尾
骨内收"变得更清晰。

　　→ 背向墙面站立。离墙面
1块瑜伽砖的纵向长度距离。

　　〉将瑜伽砖插入腰骶区域
和墙面之间。双腿微屈。（图1）

　　〉双腿缓慢伸直，同时将
骶骨皮肤向下拉。（图2）

　　〉大腿前侧后移，骶骨推砖。

　　〉双肩后旋，身体挺拔，
山式站立。

　　〉也可以举起双臂，做手
臂上举式（Ūrdhva Hastāsana），
或者上举手指交扣式（Ūrdhva
Baddhaṅgulāsana）。注意，双臂
抬起时大腿不要前移。

> ☼　观察，大腿前侧组织比
> 后侧感觉更明显吗？想
> 象你在将大腿前侧的组
> 织向后移动，去填充大
> 腿的后侧。

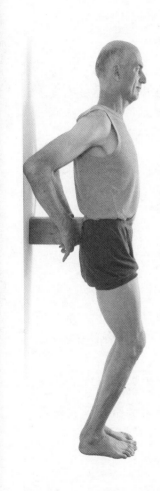

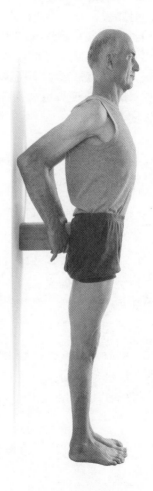

图1 将瑜伽砖插入腰骶区域和墙面之间　　　　图2 双腿缓慢伸直

变体7 大腿后移，臀部内收：反向对拉

功效 2位搭档用2根瑜伽绳对拉，使练习者大腿上端和骨盆同时要去做的动作变得清晰、明确。使骨盆找到正确的纵向正位并保持稳定，腹部被拉向脊柱，但没有造成腹部肌肉的紧张。身体立刻变得更高、更轻，而且毫不费力。

　　此变体的效果与前一个体式类似，只是方法不同。

　　→山式站立，2位搭档分别站在练习者的前方和后方。

　　〉前方的搭档在练习者臀中部环绕1根瑜伽绳；后方的搭档在练习者大腿上端环绕1根瑜伽绳。

　　〉然后，后方的搭档将练习者大腿前侧向后拉，前方的搭档将练习者的臀中部向前拉。（图1）

　　〉2位搭档的拉力应保持平衡。

☼ 脚掌皮肤从足弓处向足跟方向伸展，足跟下压。

☼ 大腿前侧肌肉上提，向后移动，更加贴近骨骼。

☼ 从侧面看，练习者的髋关节应该正好在踝关节上方。

☼ 下部肋骨上提，使其高于腹部，胸部拓宽。

☼ 先在搭档的帮助下体验这些动作的效果，然后再尝试在独自练习时创造出这些效果。

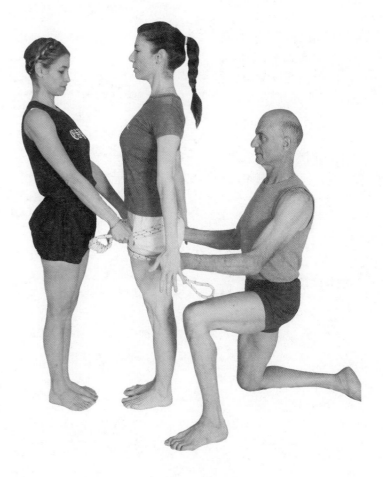

图1 搭档对拉

功效　站在瑜伽砖上，砖的拮抗力使练习者能够更敏锐地感知腿骨的延展和密度。练习者不仅可以感觉到身体更高了，也会感觉自己更伟岸、更轻盈，几乎可以漂浮起来了。脚趾伸出瑜伽砖前缘，可以学习释放脚趾的过度紧张。

→ 双腿并拢，站在 2 块瑜伽砖上，脚趾伸出瑜伽砖的前缘。（图 1）

✿　脚趾放松，落在瑜伽砖的前缘外。

适用 树式（Vṛkṣāsana）、站立前
屈式（Uttānāsana）、双角式
（Prasārita Pādōttānāsana）。

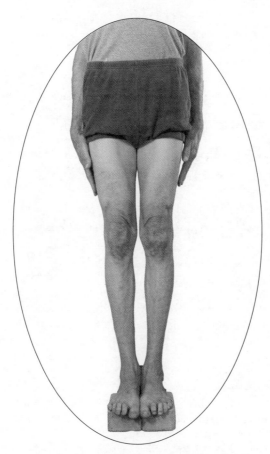

图1 双腿并拢，站在瑜伽砖上

变体9   伸展小腿肚：站在斜面上

功效   初学者常会感到膝盖骨难以上提并保持。在此变体中练习者站在斜面上，股四头肌（大腿前侧肌肉）被自动激活，膝盖骨被动上提，内收。同时小腿肚（腓肠肌）和跟腱得到伸展。

→ 我们演示站在斜面上的两种方式。

跖球放在瑜伽砖上

> 山式站立，跖球提起，放在瑜伽砖上。（图1）

> 大腿前侧向后移动，尾骨内收。

> 还可以双臂伸展到手臂上举式（Ūrdhva Hastāsana）（图2），或者上举手指交扣式（Ūrdhva Baddhaṅgulāsana）。

站在倒置的瑜伽椅上

> 站在倒置的椅座背面。

> 为了防止身体向后倒，可拉住墙绳（图3），或者握住一个结实、固定的物品。

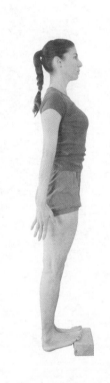

图1   跖球抬起，放在瑜伽砖上

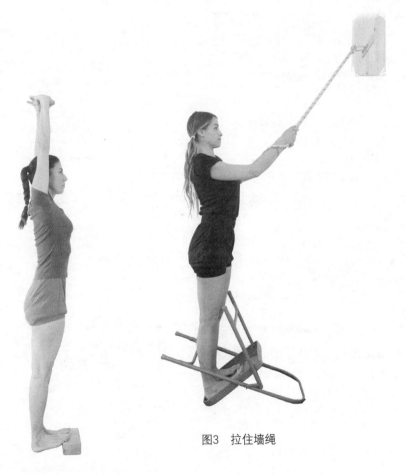

适用 站立前屈式
（Uttānāsana）。

图2　跖球放在瑜伽砖上的
　　　手臂上举式

图3　拉住墙绳

双腿是山式的根基，但是为了打开胸腔，双臂和肩部也应该参与工作。接下来的几个变体有助于强化手臂、肩部和肩胛骨。

变体10　激活双臂：瑜伽带套住小臂

功效　瑜伽带套住小臂，小臂与瑜伽带的拮抗可以激活双臂，使双肩后旋，肩胛骨内收，从而打开胸腔。双臂有了拮抗力，其动作会更加清晰。

　　→ 瑜伽带套住小臂，双臂距离保持与肩同宽。

　＞胸侧上提，手臂向下伸展。

　＞ 双臂外展，好像要将瑜伽带拉开。

　＞ 手掌和手指沿着手臂的方向向下伸展。（图1）

　＞ 另一个选择是呈背后手指交扣式，手指于身后交扣，手臂先向后，然后再向下伸展，同时胸侧上提。

◎ 有些练习者手肘可能很难伸直，这时可以在手肘外侧骨骼处套1根瑜伽带，帮助手肘内收。

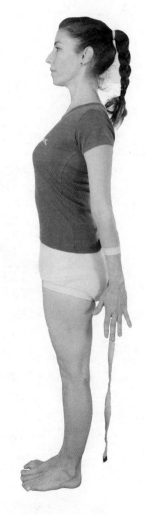

☼ 双臂对抗瑜伽带，使肩胛骨内收，同时，肩部上端向下转动，肩部外侧向后转动。

☼ 双肩下沉，同时大臂骨骼（肱骨）上提进入肩部。

图1 瑜伽带套住小臂

变体11　斜方肌下沉：肩部牵引

功效　用瑜伽带和瑜伽绳套住双肩和脚跟，将双肩向后、向下拉。这样可以解放双手，在练习其他体式时，保持这种肩部的牵拉和斜方肌的下沉。

→用瑜伽绳（或者瑜伽带）套住肩胛骨，穿过腋下。将瑜伽绳的结调整到身前，用手握住。（图1）

〉将这个结抛到背后，调整瑜伽绳到肩部上端，靠近颈部的位置。

〉从身后握住绳结处，在向下拉的同时胸部上提。（图2）

可以用1根瑜伽带加强这种拉伸，并且解放双臂：

〉将1根瑜伽带穿过瑜伽绳，套住脚跟。（图3）

〉双腿微屈，拉紧瑜伽带。确认瑜伽绳在接近颈部处（斜方肌内侧）是对称放置的，然后，双腿伸直，与瑜伽带的拉力形成拮抗。（图4）

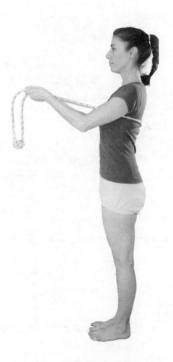

图1　将绳结调整到身前

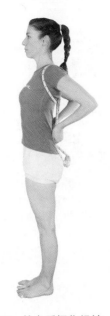

◎ 对于高个子的练习者，必须用长瑜伽带！

◎ 如果没有长瑜伽带，也可以用2根常规的瑜伽带接起来替代。

☼ 一旦感觉到颈部的自由，尝试在不用瑜伽带时获得同样的效果。在日常活动中，时不时提醒自己使斜方肌柔软、下沉。

图2　从身后握住绳结

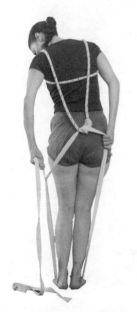

图3　用瑜伽带套住脚跟

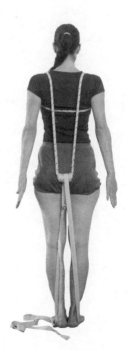

图4　双腿伸直

更好的方法

→ 还可请搭档帮助，如图5、图6和图7所示放置瑜伽绳。这种方法比前一种的效果要好一些。

〉瑜伽绳放好后，可以握住绳结下拉。

〉也可如图4那样用瑜伽带解放双臂。双臂向上抬起，到手臂上举式(Ūrdhva Hastāsana)(图8)，或者做上举手指交扣式（ Ūrdhva Baddhaṅgulāsana ）。

斜方肌紧张是颈部疼痛和头痛的常见诱因。斜方肌容易变硬，向上耸起，导致颈部活动受限。将斜方肌向下拉，有助于使之柔软，从而释放这个区域聚集的紧张。它还可帮助双肩后旋、下沉。

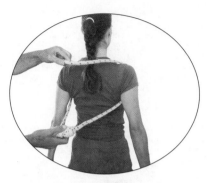

图5　放置瑜伽绳，步骤1

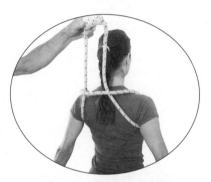

图6　放置瑜伽绳，步骤2

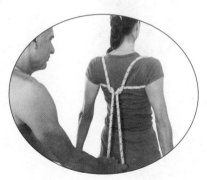

图7　放置瑜伽绳，步骤3

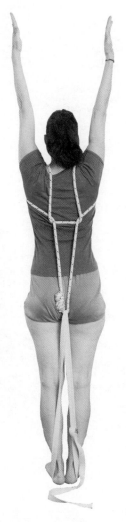

图8　进入手臂上举式

适用 以类似方式，搭档可以在练习者进行其他体式的练习时拉绳，例如，三角伸展式（Utthita Trikoṇāsana）和下犬式（Adho Mukha Śvānāsana）。

变体12　感知胸部上端：瑜伽带捆绑胸部

功效　瑜伽带捆绑胸部，胸部与瑜伽带的接触可以给胸部上端和肩胛骨带来感知。有助于保持肩胛骨的正位，并激活整个胸部上端。

→ 在胸部上端套 1 根瑜伽带，拉紧；山式站立。（图 1）

〉 也可以将双臂上举到手臂上举式（Ūrdhva Hastāsana）。

☼ 有时候，肩胛骨向外凸出，好像"两个翅膀"，这是不健康的。要纠正这种状况，可以将肩胛骨下端向脊柱方向内收。与瑜伽带的接触有助于学习这个动作。

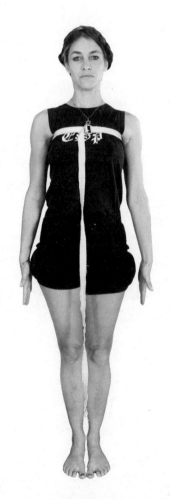

图1　胸部套瑜伽带的山式

◎ 可以请搭档帮助，将肩胛骨塞入瑜伽带下，并从后侧将瑜伽带拉紧。这种方式可以更精确地调整瑜伽带。（图2）

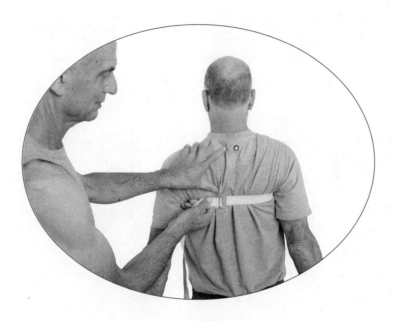

图2　搭档帮助调整瑜伽带

适用 虽然可以在整个练习过程中以这种方式捆绑胸部，但它对以下体式尤其有用：下犬式（Adho Mukha Śvānāsana），头倒立式（Śīrṣāsana），手倒立式（Adho Mukha Vṛkṣāsana）；某些站立体式，如三角伸展式（Utthita Trikoṇāsana），战士式（Vīrabhadrāsana）。

变体13 脊柱正位：脊柱抵靠墙角或四棱柱

功效 脊柱抵靠墙角或四棱柱，可以检查脊柱是否直立。站在房间中间时，脊柱可能向前、向后倾斜，或者向一侧弯曲，这可能已经成为一种习惯，甚至很多人并不会意识到。墙角或四棱柱的垂线可帮助练习者觉知脊柱的曲度，进而检查腰曲（前凸）是否过度。此变体是脊柱侧弯者必做的练习之一。

→ 站立，背部中线靠着四棱柱的边线，或者是两面墙相接的墙线处。

〉将纵向的墙线作为参考，脚跟贴近其与地面的交点，然后将尾骨和枕骨的中线（颅骨后侧的骨突）与之贴靠。沿着这条边线，将脊柱一节一节地与之贴靠。

〉双手置于骨盆两侧，双腿微屈，臀部肌肉（臀肌）下拉，尾骨内收。（图1）

〉双腿缓慢伸直，同时大腿前侧向后移动。（图2）

〉可以上举双臂，检查双臂和墙线的位置关系。（图3）

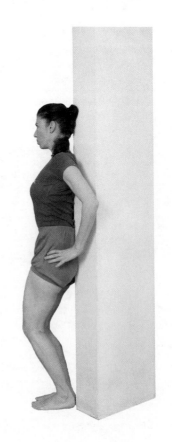

图1 双腿微屈

☼ 如果站直时腰部和墙线 的距离过大，则将尾骨 更多地内收。

◎ 腰椎不应该贴在凸出 的墙线上，腰椎段应 该有健康的曲度。

◎ 如果没有墙角或四棱 柱，可以把门打开， 用开边来替代。

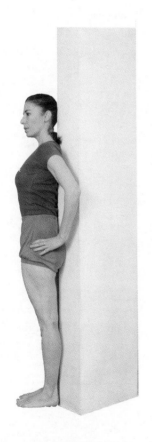

图2 双腿缓慢伸直

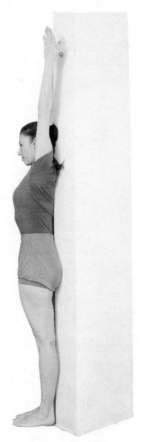

图3 上举手臂

手臂上举式
（Ūrdhva Hastāsana）

　　前面演示的很多山式变体也可以运用于手臂上举式中。在此再介绍几个双臂向上伸展的变体。

⚠ **警告**

　　如果你有高血压或者心脏有问题，双臂上举一次保持不要超过 30 秒。如果你容易头晕，请靠墙练习。

功效　用一侧手臂拉伸另一侧，将身体的两侧分别向上拉伸，使手臂对体侧的抬起和拉伸的作用更加清晰。

　→ 双臂上举，左手握住右手腕，将右臂向上拉；整个右侧躯干向上伸展。（图1）

　〉 左手握住右大臂，将其内旋（肱三头肌转向内）。（图2）

　〉 松开左手，双臂上举，与肩同宽。

　〉 做另一侧。

　〉 然后，在手臂上举式中保持，观察身体两侧的伸展情况。

　〉 双臂放下，重复手臂上举式。尝试在双臂同时上举时均衡拉伸身体两侧。

　☼ 比较两侧躯干的感觉：哪一侧感觉更伸展、更活跃一些？

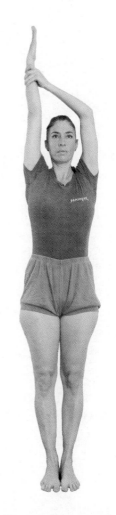

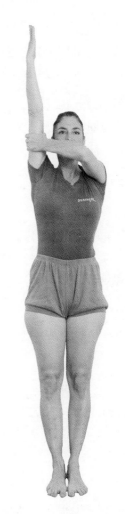

图1　左手握住右手腕，将右臂向上拉　　图2　左手握住右大臂，将其内旋

变体2 激活手臂: 瑜伽带套住小臂, 双掌推瑜伽砖

功效 瑜伽砖和瑜伽带的同时使用有助于双臂的强化和稳定。瑜伽带的使用对那些手臂难以伸直者特别有效。

→用瑜伽带套住小臂中部或者肘部, 将其绷紧, 双臂距离与肩同宽, 然后手掌推砖。

〉推砖的同时双臂上举, 向上伸展。(图1)

尝试不用瑜伽带做同样的动作:

〉在头顶放置1块瑜伽砖, 身体保持平衡, 双手放下, 山式站立。(图2)

〉脊柱小心地向上伸展, 就好像要用头顶将瑜伽砖向上推。

◎保持警觉, 随时准备应对瑜伽砖的滑落。或者也可选用泡沫瑜伽砖, 以防滑落造成危险。

〉以双手掌根推砖, 双臂向上伸展, 进入手臂上举式。保持掌根对砖的推力。(图3)

双掌推瑜伽砖, 不要用手握着它, 可以激活并强化双臂。

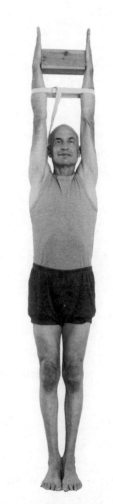

图1 双掌推砖, 双臂上举

☼ 如果掌根推瑜伽砖有困难，则可用十指握住它。

☼ 手腕向后移动，同时将大拇指向后伸展。

☼ 踝关节、髋关节、肩关节、腕关节应该保持在一条垂线上。

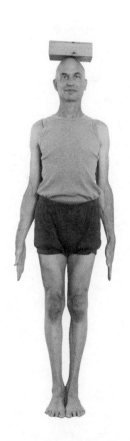

图2　头顶瑜伽砖

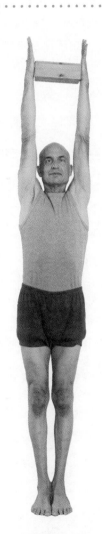

图3　双掌推砖的手臂上举式

变体3　伸展腋窝：面对墙面，双掌推瑜伽砖

功效　双掌推瑜伽砖的拮抗力有助于腋窝的打开和延展。

→ 离墙面约 50 厘米，面对墙面站立。双手各握 1 块瑜伽砖，双臂上举，双手将瑜伽砖推向墙面。

〉将瑜伽砖沿墙面向上滑动，胸部和头部同时向前移动。

〉肩胛骨内收，前额抵墙。保持尾骨内收。

〉双臂从腋窝处向上伸展。双掌均衡施力推瑜伽砖。（图 1）

☼ 瑜伽砖一定要沿墙面向上滑动，以防掉落。

☼ 在激活双肩的同时，腋窝不要缩短。

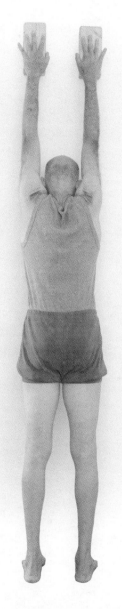

图1　面对墙面，双掌推砖

变体4　身体向上伸展：握住顶绳

功效　握住顶绳可以延长脊柱和上半身。松开顶绳时，则会感觉到脊柱的下落。此变体有助于避免脊柱下落现象的发生。

　　→山式站立在顶绳正下方。

　　〉双臂上举，进入手臂上举式。脚跟微微抬起，抓住顶绳，尽量向高处抓。

　　〉在抓住顶绳的同时，脚跟下落，回到地面。（图1）

　　〉抓着顶绳，保持一会儿。感觉你在长高。将呼吸带入胸腔，感觉胸腔的延展。

　　〉松开顶绳；尝试保持刚才获得的身体向上伸展的感觉。

　　◎ 虽然顶绳并不常见，但它们的安装并不困难。它们对很多体式都非常有帮助。

适用 顶绳可以用于很多站立体式，以及其他类别的体式。可参见树式（Vṛkṣāsana）变体4。

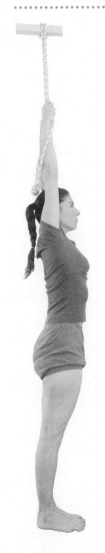

图1　抓住顶绳，脚跟下落

树式（Vṛkṣāsana）

树式通常是我们学习的第一个平衡体式。它是上举祈祷式（Ūrdhva Namaskārāsana）手臂的动作和单腿平衡动作的组合。如果双手合掌太困难，可将双手分开，像手臂上举式（Ūrdhva Hastāsana）那样做。

⚠ 警告

如果你有高血压或者心脏有问题，双臂上举一次保持不要超过30秒。如果你容易头晕，请靠墙练习。

在树式中，也可以学习单侧站立体式的一些基本动作。它是我们学习的第一个骨盆扩展的体式。在树式中，上提腿一侧的臀部要内收，大腿内侧要伸展，同时，站立腿要保持在山式中，同侧的尾骨也要内收。

变体1　股骨头内收：上提腿抵靠墙面

功效　墙面的拮抗力可防止练习者站立腿的力量不足而滑倒。股骨头被稳固地保持在髋臼中，创造了一个有效的支点，使上提腿很好地外旋。

　　髋关节是杵臼关节，它将大腿骨连接到骨盆。年长者的髋关节常常有不同程度的磨损和拉伤，很多人甚至需要做髋关节置换手术。股骨头移位是这个问题的成因之一。此变体以及其他几个类似变体通过使上提腿一侧的股骨头插入骨盆髂骨深处（髋臼），有助于缓解这一问题。

> ☼　在山式中，我们可学习山峰的伟岸和稳定；在树式中，则可以学习树木的精致和柔韧有度的平衡。

右腿上提做此体式：

→ 站立，身体右侧离墙面约 50 厘米。

〉 右腿弯曲，用右手帮助抬起右脚，将右脚脚跟抵靠在左大腿内侧靠近腹股沟处。

〉 右脚掌推左大腿内侧，同时保持左腿（站立腿）强劲有力。

〉 左大腿前侧像在山式中那样向后移动。

〉 右腿膝关节尽可能放低，抵住墙面。如果需要，可调整身体和墙面之间的距离。（图1）

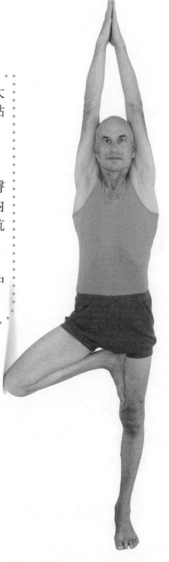

☼ 右腿抬起时，大腿和小腿尽量贴近，不要有空隙，脚跟接触会阴处。

☼ 上提腿一侧的臀部向下延展，内收向前，以拮抗后凸的趋势。

☼ 躯干保持山式中的内在感觉。

图1　右腿膝关节放低，抵住墙面

变体2 加大髋关节的转动：背部抵靠墙面

功效 墙面有助于练习者保持身体的平衡，发现骨盆区域的错位：身体任何微小的倾斜、侧弯、不均衡都能被立即发现。大腿内侧的内收肌群拉长的动作也会变得清晰、准确。

右腿上提做此体式：

→ 山式站立，背部抵靠墙面。

〉右腿抬起，进入树式。感知臀部与墙面的接触，调整骨盆带使之保持正位、端正。（图1）

〉双手上举，保持站立腿（左腿）的大腿前侧向后，结实地抵靠墙面。

〉左大腿不要向前移动，右臀内收，右大腿从腹股沟内侧向膝关节内侧伸展，右膝外旋。用右手将右膝推向墙面，同时保持两侧臀部均衡抵靠墙面。

〉当感觉稳定后，身体略微离开墙面，练习独立的树式。

◎ 搭档可以帮助稳定左侧骨盆，并轻轻地将右膝推向墙面。

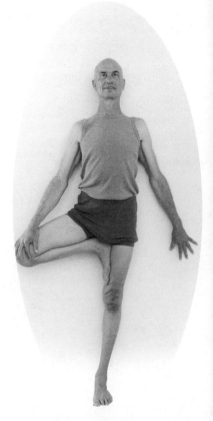

图1 背部抵靠墙面的树式

适用 所有单侧站立体式。

变体3　拓宽骨盆：面对墙面

功效　站立腿一侧髋部的瑜伽砖可以防止站立腿前倾。另一侧膝部的瑜伽砖给同侧臀部的动作提供了支点。如果有搭档帮助推臀部内收，这个变体的效果会更好。

右腿上提做此体式：

→ 山式站立，面对墙面。

〉左大腿上端和墙面之间夹一块瑜伽砖，手拿另外一块。

〉右腿提起，进入树式，将另一块瑜伽砖放到右膝内侧和墙面之间。（图1）

◎ 出于安全考虑不推荐使用木质瑜伽砖，防止瑜伽砖掉落砸到脚！

◎ 搭档可以轻柔地将练习者的右臀向下、向墙面的方向推。

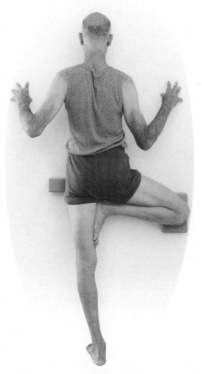

图1　面对墙面的树式

适用　所有单侧站立体式。

功效 双手握住顶绳有助于身体向上伸展，保持平衡。

除保持平衡外，还应该在这个体式中伸展向上，尽可能高高耸立，如同一棵柏树。此变体教授这一练习方法。

此变体与上举手臂式变体 4 类似。

右腿上提做此体式：

→山式站立在顶绳正下方。

〉右腿抬起，进入树式。双臂上举，脚跟微微抬起，抓住顶绳，尽量向高处抓。

〉在抓住顶绳的同时，脚跟下落，回到地面。

〉抓着顶绳，保持一会儿。感觉你在长高。将呼吸带入胸腔，感觉胸腔的延展。（图1）

〉松开顶绳，尝试保持刚才获得的身体向上伸展的感觉。

☼ 学会不使用顶绳，仍然保持身体的平衡和内在空间的扩展。

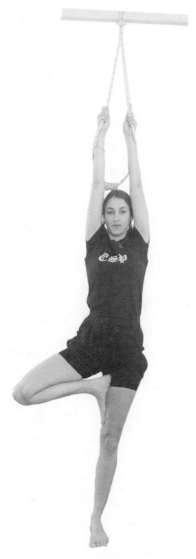

适用 顶绳对很多站立体式（包括坐立体式）都有帮助。我们将在接下来的各种变体中给出更多的示例。

图1　双手握住顶绳的树式

下犬式（Adho Mukha Śvānāsana）

一些瑜伽的T恤衫上印着"又一天，又一个下犬式"。我很喜欢这句话，而且，我也确实每天都会练习这个体式。它将前伸展动作和凹背动作完美地结合起来。它能使整个身体充满能量，同时激活四个大的行动器官（双臂和双腿），并能很好地融入不同类型的练习序列中。

下犬式的最终体式，梵文的意思是"脸朝下的狗的体式"，要真正做到并不容易。不过，初学者可以练习它的各个预备阶段的变体，尤其是在有辅具或者搭档帮助时，也可受益很多。下犬式常常作为其他体式的热身体式进行练习。

在下犬式中，身体呈三角形。B.K.S.艾扬格曾经说过，在下犬式中觉知包裹着臀部，如同白雪覆盖着喜马拉雅山。身体的能量从手掌向后、向上一直到达臀部区域。《瑜伽之光》中给出的下犬式（图75）头部落于地面，因此很多人急于模仿。对于初学者来说，首先要使臀部上提，身体的重心向后移动，脚跟下压。做到这一步后，再将背部内凹。总有一天，你的头部可能就会下落到地面，对此不要强求！如果你尚不能完成最终体式，可以用瑜伽砖或者瑜伽抱枕支撑前额，也能体会到头部落于地面的感觉。

⚠ 警告

如果你有高血压或者经常性头痛等问题，可用瑜伽抱枕支撑头部（参见变体21）。如果你的肩关节容易脱臼，则手臂不要外旋。孕晚期者可以用瑜伽椅或其他辅具支撑双手和头部。

在下犬式中，身体的左侧和右侧应该完全对称，身体的重量要均匀地分配到双手和双脚上。接下来的变体有助于学习身体在这个体式中的正确结构。

变体1　确定双手和双脚之间的距离

☼ 在下犬式中，身体接近三角形；能量由双手沿着双臂、双肩、躯干向上，直到其顶端（臀部）。在最终体式中，觉知如同白雪覆盖着喜马拉雅山一般覆盖着三角形的顶端（臀部）。

经常有人问："在下犬式中，如何确定双手和双脚之间的距离？"进入下犬式的经典方法是从四肢支撑式进入，这给出了一个确定双手、双脚之间正确距离的思路。但是，初学者经常是从站立前屈式进入，要找到正确距离，必须形成一种感觉。可以尝试以下方法进行练习：

→ 首先，有意识地以较短的手和脚之间的跨度进入体式。（图1）注意脊柱和双腿的拉伸。然后迈步向前进入站立前屈式。

› 再次进入体式，有意识地加大手和脚之间的跨度。（图2）感受较大的跨度对将身体的重量转移到双腿的能力的限制。然后进入站立前屈式。

› 第三次进入体式。调整手和脚之间的距离，使身体的重量能均匀地分配于双腿和双臂上。确保双腿得到激活和拉伸，同时没有影响脊柱的延展。

以上是确定双手和双脚之间的正确距离的一般原则，还要考虑到练习者身体的特殊状况。另外，练习的目的不同，双手和双脚之间的距离也应该做出相应调整。例如，在后弯体式前练习下犬式时，通常我会将距离加大，使肩胛带有更多空间并帮助脊柱内凹，这将使手臂和肩胛骨为后弯做好准备。在前屈体式之前练习它时，我通常会缩短此距离，以便加强腘绳肌的动作，拉伸小腿肚肌肉。

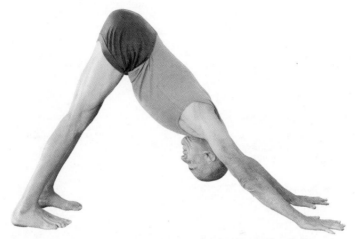

图1　较短的手和脚之间的距离进入体式

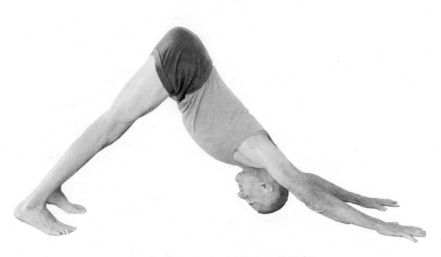

图2　加大手和脚之间的距离

功效　当身体完美地对称时, 体式就呈现出一种全新的完整性。

→ 可以用地板线来检查四肢的对称性。

〉 选择地板上的一条直线。双手对称地放于其两侧, 双手距离与肩同宽。

〉 双脚向后走, 双脚对称地打开, 与髋同宽。

〉 确保脸部和脊柱的中线对准地板上选定的那条直线。(图1)

〉 如果地板上没有直线, 可以用瑜伽带设置一条。

〉 双手和双脚对称地放于瑜伽带两侧。(图2)

〉 进入体式时, 保持脊柱和头部的中线与瑜伽带对齐。(图3)

☼　比较左、右手施加到地板上的压力是否相等。

☼　比较左、右脚的负重是否相等。你能将两脚脚跟均匀地下压到地板上吗?

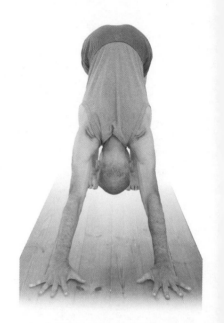

图1　脸部和脊柱的中线对准地板上的直线

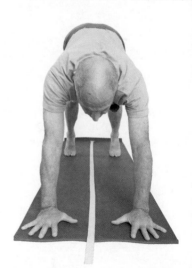

图2　双手和双脚对称地放于瑜伽带两侧

适用 地板线对很多站立体式都有帮助。如双角式（Prasārita Pādōttānāsana）变体1。

做一个很有趣的实验，看一下当你跳入体式时是否能保持身体的对称：

> 双脚与中线等距站立，进入站立前屈式。

> 屈双腿，双手落于地板，呼气，向后跳入下犬式。

> 看看双脚，它们距离中线是否相等？

> 吸气，呼气时向前跳，回到站立前屈式，再次观察双脚的位置。

> 可以用这种方式跳几次，看看自己是否有不好的习惯。如果有，则可通过练习进行纠正。

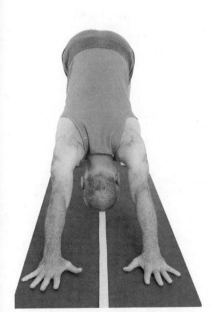

图3 脊柱和头部的中线与瑜伽带对齐

功效　用支撑物垫高双手掌能将重量从双手转移到双腿，通过这种方式开始练习非常温和，并令人愉悦。斜的手掌支撑面可以使更多的推力水平向后。脚跟更容易落地，从而使根基更结实，更好地激活双腿。有助于肩胛骨内收，并减轻在下犬式中手腕的不适感。

在下犬式中要学的第一个动作是将身体的重量从双手向双脚转移。为此，首先需要激活双腿。这可以通过将双手掌用支撑物垫高来实现。手掌垫高，改变了体式的几何结构，双臂负荷随之减小，大腿前侧肌肉得到激活，从而使身体的重量由双手转移到双脚。一旦双腿变得更活跃，就可以通过提起脚跟，或者垫高双脚，来提高体式的挑战性。

可以用一个斜面，也可以用一个水平面垫高手掌。

用斜面支撑

→ 将2块瑜伽砖斜靠在墙角。

〉身体前屈，双手掌放在瑜伽砖上。张开并伸展十指。

〉双脚向后撤，进入下犬式。（图1）

〉双手掌向前推砖，大腿前侧向后推，脚跟上提，臀部尽量上提。

〉保持臀部的高度，双脚向外侧伸展，脚跟落下。

〉也可以用倒置的瑜伽椅代替瑜伽砖。（图2）（更多细节请参见《椅子瑜伽习练指南》）

☼　在下犬式中，能量的移动应该始于手掌，沿着手臂和躯干向上、向后，直到臀部，然后，沿双腿继续向后，向下，直到脚跟。

☼　脚跟上提，脚掌的皮肤从脚弓向脚跟伸展，然后脚跟向下踩地。

☼　学习将脚跟和脚的外侧压实地面，不要留任何空隙。

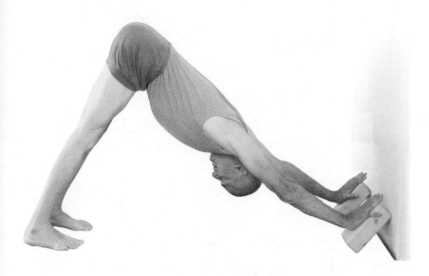

图1 斜放的瑜伽砖垫高手掌

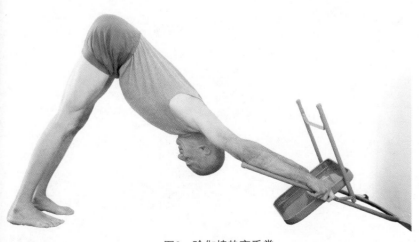

图2 瑜伽椅垫高手掌

用水平面支撑

→ 将2块瑜伽砖水平靠墙放置。

› 身体前屈，双手掌放在瑜伽砖上。

› 双脚向后撤，准备进入下犬式。（图3）

› 身体向前移动，肩部移至手掌上方。肘部锁紧，大臂外旋（肱二头肌向外转），大臂内侧向双肩内侧方向伸展。

› 当身体向后进入体式时，十指抬起，掌根推砖边。张开并伸展十指。（图4）

› 保持此体式1～3分钟，然后回到站立前屈式。查看一下双手掌根处推瑜伽砖留下的印痕。比较两手掌的印痕，检查双臂是否均衡地施力。

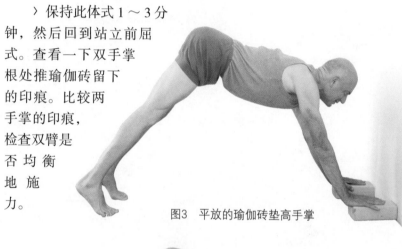

图3　平放的瑜伽砖垫高手掌

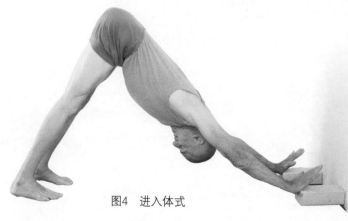

图4　进入体式

根据所需高度的不同，也可以选用瑜伽椅或者瑜伽凳来支撑双手。将双手放在椅座上（图5）或者横档上。（更多细节请参见《椅子瑜伽习练指南》）

☼ 以水平面支撑、垫高双手能激活手指、手掌、手臂和肩胛骨。也可以用此方法使背部内凹，并将重量移到双腿。对有些练习者来说，这种方法比前一种方法使脚跟降低的幅度更大。

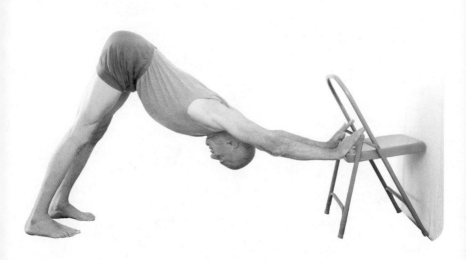

图5　双手放在瑜伽椅上进入体式

与搭档一起练习的优点是外在的拉力或者推力使我们更好地体会到进入体式是什么感觉。在未来没有搭档独立练习时这种细胞记忆也会给你引导。

变体4　向后、向上拉伸：搭档用瑜伽带向后拉

功效　搭档辅助用瑜伽带向后、向上的拉力减轻了练习者双手的负荷，使其肌肉感知正确的方向。搭档松开瑜伽带后，练习者应该尝试在体式中继续保持这种感觉，不要降低体式的质量。搭档可以继续用语言引导练习者调整身体保持正位、对称。

搭档可以辅助练习者双腿用力，将躯干向后、向上拉伸。这里给出三种辅助方式。

瑜伽带环绕骨盆，搭档向后、向上拉

→ 练习者进入体式并保持。

给搭档的指导：

→ 将展开的瑜伽带环绕在对方骨盆上。（图1）

› 将瑜伽带两头从练习者腹股沟前侧经过两大腿内侧拉到体后。

› 握住瑜伽带两头，向后、向上拉。（图2）

› 拉住，保持一会儿。提醒练习者在体式中保持主动、活跃。释放拉力时要先示意对方，然后慢慢松开。

› 练习者再在体式中独自保持一会儿。

◎ 用身体的重量而不是肌肉的力量去拉，搭档要保持背部直立，向上延展。

☆ 瑜伽带还可以简单地绕在腹股沟前侧；如图1、图2所示变体的优点是可以收紧骨盆区域，同时使腹股沟内侧向后移动，大腿内旋。

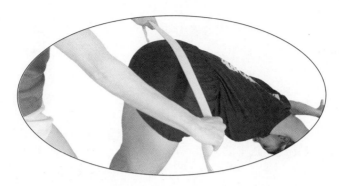

图1 将展开的瑜伽带环绕在对方骨盆上

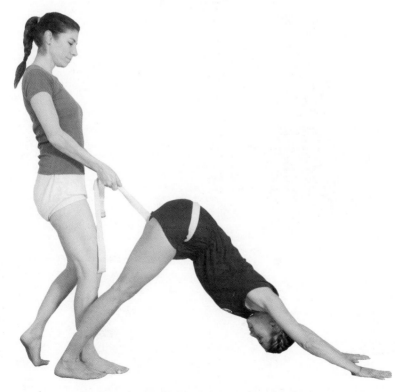

图2 握住瑜伽带两头，向后、向上拉

瑜伽带套住大腿，搭档向后、向上拉

→ 将瑜伽带套住练习者大腿前侧上端，向后、向上拉。（图3）

这个拉力可加强大腿后侧的拓宽和拉伸。拉力的方向和强度明确了大腿在体式中的动作。

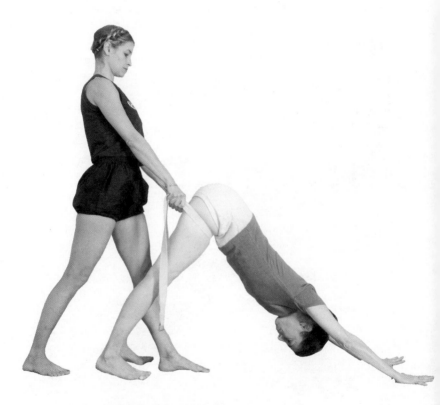

图3 将瑜伽带套住练习者大腿前侧上端，向后、向上拉

给搭档的指导：

→ 站在练习者身后，用瑜伽带套住练习者右大腿下端，恰好在膝关节上方。（图4）

〉观察练习者膝关节的活动，轻柔地施加拉力，使右膝两侧向后的移动均等。

〉在练习者保持右腿动作的同时，缓慢地释放此拉力。

〉左侧重复同样的练习。

将大腿下端向后拉可以帮助练习者感知膝关节后推的幅度，很好地打开膝关节后侧。搭档可以向练习者反馈身体后侧的情况，这些部位练习者自己通常是看不到的。

☼ 搭档：很多时候，为了保持练习者膝关节的正位，在施力时膝关节外侧的力度往往要大于内侧。

☼ 练习者：脚踝前侧、小腿顶端和大腿顶端后推。

不要将瑜伽带直接放在练习者膝盖上。

如果练习者有膝关节超伸或者膝关节比较敏感等问题，不要做此变体。

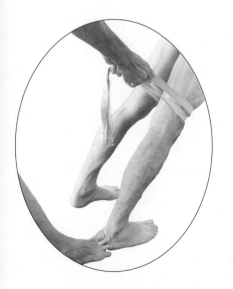

图4 用瑜伽带套住练习者右大腿下端，恰好在膝关节上方

功效　搭档坐在练习者骶骨处向后用力，将对方身体的重量更多地转移到双腿。手臂的负荷降低，脊柱得到很好的拉伸。此变体也可以拉长小腿肚肌肉和跟腱，从而使其脚跟降低得更多。

　　在此变体中，练习者进入下犬式，搭档坐在其骶骨处。

◎　此变体以及下一个变体只有在练习者已经有能力充分拉伸下背部形成"三角形骨盆"（而不是"圆山包"）时才能尝试。搭档应该和练习者的身高、柔韧性相当，最好是同性别。

　　→练习者手掌推墙，进入下犬式。

　　给搭档的指导：

　　〉面对墙面站立，双腿分开。练习者的躯干位于你的双腿之间。

　　〉将臀部放在练习者的骶骨处，然后缓慢地坐上去。双脚分开放在墙面上，以保持稳定。

　　〉双脚推墙，将练习者的骶骨向远离墙面的方向推，练习者的脚跟向地面方向下落。（图1）

◎ 在图 1中搭档使用了墙绳。这虽然很实用，但不是必需的。

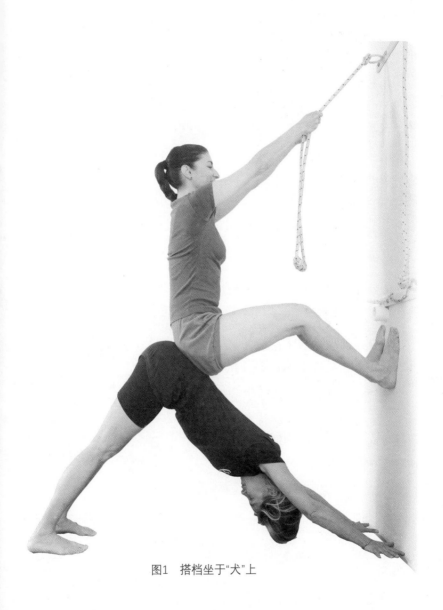

图1　搭档坐于"犬"上

变体6 骶骨内收：与搭档做"双犬"

功效 搭档的推力可以帮助练习者将身体的重量更多地转移到双腿,也有利于拉伸背部,激活双腿,并打开、延展双腿后侧。

搭档做双脚抬起来的下犬式变体，可以很好地加强并拉伸手臂，收紧肩胛带，有利于背部内凹。

这里，搭档在练习者的下犬式上做下犬式变体。（图1）

→ 练习者进入下犬式。

给搭档的指导：

﹥ 站在练习者双手前约1米处，背对练习者。

﹥ 身体前屈，双手落地，双脚依次抬起，对称地放在练习者的骶骨处。

﹥ 手臂伸展，同时将练习者的骶骨向上、向后推；使其肩胛骨内收，上背部内凹。

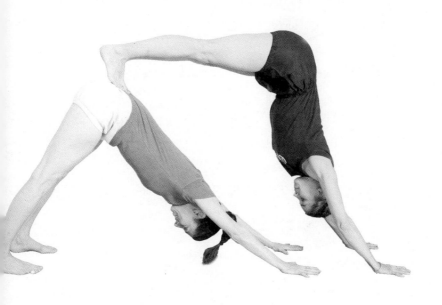

图1　与搭档做"双犬"

变体7　作用力与反作用力：搭档推腹股沟后侧

功效　搭档用瑜伽砖向前推练习者腹股沟后侧的力激发其向后的推力。练习者可以学习将骨盆调整到正确的位置，将躯干调整到正确的方向（向后、向上）。

　　对拮抗力的对抗要比"推空气"更容易一些。在此变体中，搭档向练习者腹股沟后侧施力，以激发对方的反作用力。

　　→站在练习者身后，在对方腹股沟后侧（大腿后侧顶端）放1块瑜伽砖。

　　＞将瑜伽砖向前、向下，朝着练习者双手的方向推，并鼓励对方向后顶。（图1）

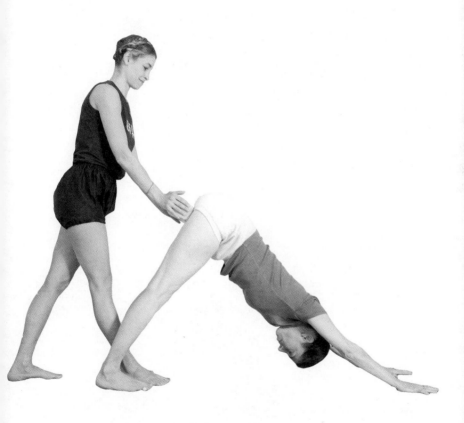

图1　搭档推腹股沟后侧

变体8　感知臀部：垫高双脚

功效　垫高双脚给下犬式的顶端即臀部，带来觉知。它帮助我们感觉 B. K. S. 艾扬格所说的，在下犬式中觉知包裹着臀部，如同白雪覆盖着喜马拉雅山。该体式的三角形结构更加容易做。体式的"倒置"更加深入，如此一来，内在的感觉也随之改变。下腹部得到伸展，骨盆内的器官被抬高。此变体对生殖系统大有裨益。推荐产后恢复者练习这个变体。

垫高双脚能拉长下背部和腹部。

→ 将2块瑜伽砖靠墙放置。

> 跖球踩在瑜伽砖上，脚跟抵墙，进入下犬式。（图1）

> 在体式中保持一会儿后，身体略微向前移动，双脚落地，再次进入体式。

> 观察臀部和骨盆带的感觉。你能再创造出垫高双脚所获得的敏锐觉知吗？

为了获得更强的效果，可以将双脚抬得更高。例如，可以用4块瑜伽砖、1个矮凳（图2）或者倒置的瑜伽椅（图3）抬高双脚。

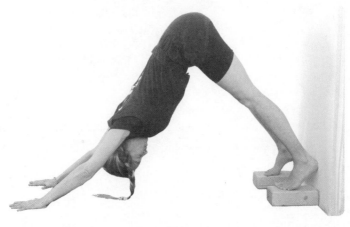

图1　双脚踩在瑜伽砖上

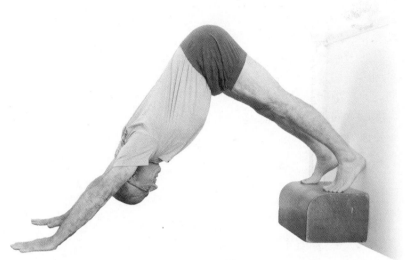

图2　双脚放在矮凳上

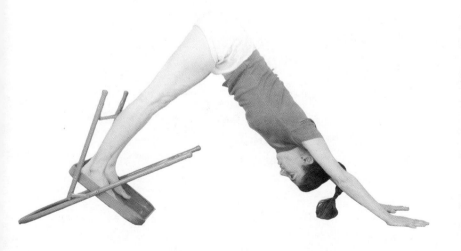

图3　双脚放在倒置的瑜伽椅上

功效 用瑜伽砖同时垫高双手和双脚，体式的几何形状没有改变，但内在感觉、心理状态却有所不同。双手与双脚接触瑜伽砖表面，双手也可抓握瑜伽砖，接触面的变化以及双手力度的不同都会带来感觉上的差异。

尝试将双手、双脚都放在瑜伽砖上，感觉一下会有什么不同，这将很有意思。

→ 先在地面上进入下犬式，标记好双手和双脚的位置。

〉准备4块瑜伽砖，分别放到刚才的标记处。

〉再次进入体式，这一次将双手、双脚分别放在瑜伽砖上。（图1）

〉在这里保持一会儿，记下现在的感觉。然后撤掉瑜伽砖，再做一次。

☼ 比较在4块瑜伽砖上和在地面上进入下犬式的感觉的不同。你能描述出这种不同吗？有什么不同？瑜伽砖起到什么作用？

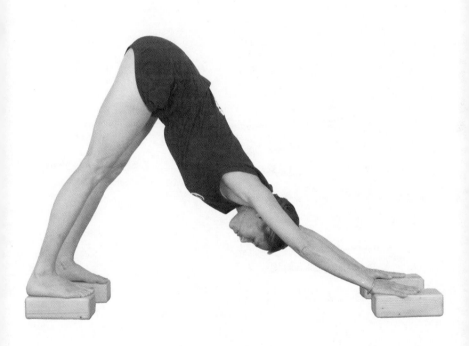

图1　双手、双脚放在瑜伽砖上

变体10　激活大腿前侧：脚跟踩在瑜伽砖边缘

功效　有些练习者会发现股四头肌（大腿前侧肌肉）很难被激活，此变体就是为此准备的！这是激活、加强双腿的最好的方式之一。观察在变体中双腿前侧是如何推向后侧的。

在体式中将身体的重心转移到双腿上非常关键，这可使脊柱获得完全的伸展，减轻肌肉的耗力，在体式中获得放松的感觉。要转移重心，首先要加强、提高双腿的力量。

→靠墙放置2块瑜伽砖。在地板上做体式，跟骨抵靠瑜伽砖的最小面。（图1）

＞将两脚脚跟后侧边缘移到瑜伽砖前边缘上。（图2）

＞用脚跟下压瑜伽砖的拮抗力伸展、提起脚趾和脚掌。

＞小腿骨和大腿前侧向后推。

＞在这里保持一会儿，双腿持续向后推。

＞脚跟滑到地面上。

＞脚掌下压地面，跟骨后侧抵靠瑜伽砖最小面。（图1）

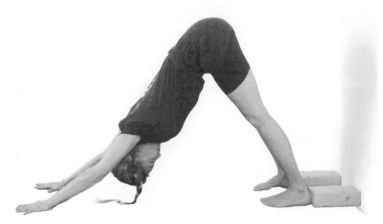

图1　跟骨抵靠瑜伽砖的最小面

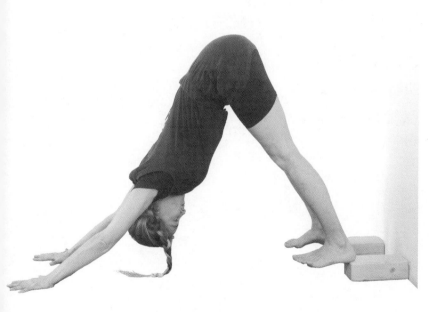

图2　脚跟后侧边缘移到瑜伽砖前边缘上

在下犬式中双臂和双腿是同等重要的，这一点非常奇特。

在下犬式中，要保持山式的双腿和手倒立式（Adho Mukha Vṛkṣāsana）的双手。

变体11　拓宽肩胛带：搭档帮助转动双臂

功效　转动大臂，可以拓宽肩胛带，从而放松颈部。

大臂应该外旋，肱二头肌远离身体的中线，肱三头肌转向头的方向。重要的一点是，练习者大拇指要锚定下压，大拇指和食指之间的空间要保持不变，否则，大臂的外旋容易带动手掌内侧抬起，导致体式的根基变弱。

搭档的帮助能使这个动作更清晰。

给搭档的指导：

→ 用跖球轻柔地踩住练习者的手掌大拇指一侧。（图1）

〉双手握住练习者的双臂，将其温和地外旋。（图2）

〉在这里保持一会儿，然后松开双手。练习者自己重复这个外旋的动作。

仔细观察图1，图2，可以看到图1中练习者的衬衫背部有几条长长的皱褶，由于肩胛带和胸部上端的拓宽，这些皱褶基本上都消失了。（图2）

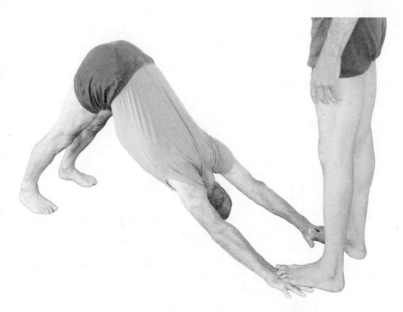

图1　用跖球轻柔地踩住练习者的手掌大拇指一侧

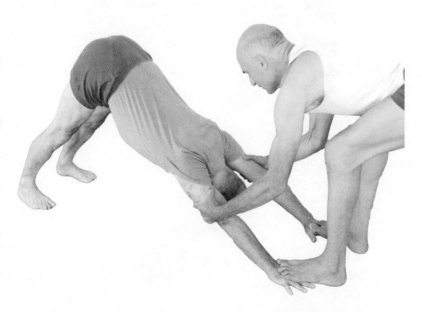

图2　双手握住练习者的双臂，将其温和地外旋

功效　搭档帮助拉斜方肌可以释放颈部，并为肩部区域创造空间。它还能将双臂的负荷转移到双腿上。

在山式变体 11 中，我们介绍了用一根瑜伽绳套住肩胛带，另一根瑜伽带套在瑜伽绳上的方式来获得斜方肌的牵引力。这种方式在下犬式中也可以使用。

→ 按照山式变体 11 中的指导准备瑜伽绳（或瑜伽带）。

〉 进入体式，请搭档拉瑜伽绳。（图 1）

〉 如果没有搭档，也可以利用墙绳完成。（图 2）

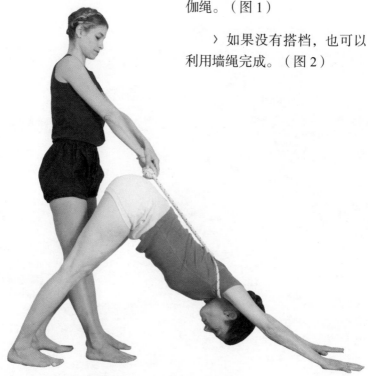

图1　进入体式，搭档拉瑜伽绳

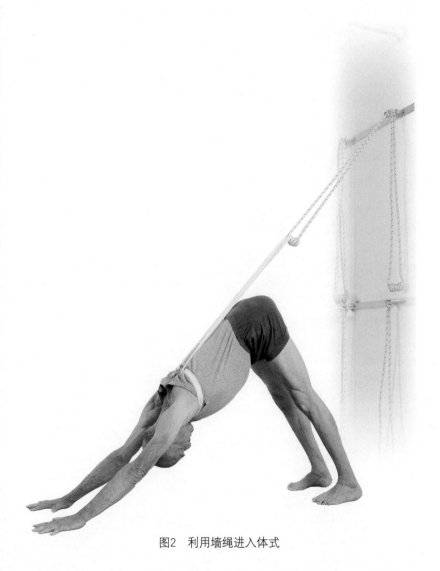

图2　利用墙绳进入体式

功效 手掌内侧的扎地很重要，它可以帮助练习者拉长双臂内侧，使大臂外旋。在此变体中，利用墙面和瑜伽砖可以创造出食指和大拇指之间的空间，拓宽手掌内侧。从而改善双掌的扎地效果。

有两种展开手指和手掌的方式：

→ 双掌微微外转，大拇指指尖和食指外侧抵靠墙根。（图1）

→ 利用瑜伽砖将大拇指与其他手指分开。根据瑜伽砖的大小和练习者的肩宽，可以选用1或2块瑜伽砖（在图2中练习者用了2块瑜伽砖，1块平放1块竖放，与其肩宽相匹配）。

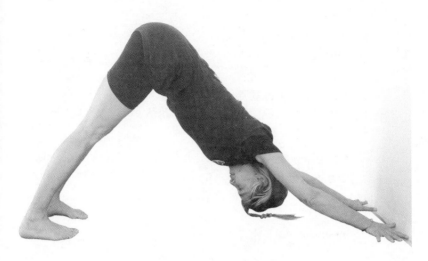

图1　双掌微微外转

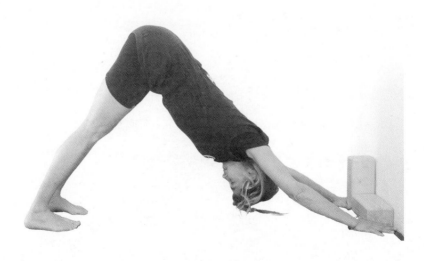

图2　利用2块瑜伽砖分开大拇指和其他手指

变体14　缓解手腕疼痛：手掌置于斜面上

手腕疼痛在我们这个时代是一个常见问题。很多人因此不做下犬式。但是，很多时候将手掌根抬高就能防止体式中的手腕疼痛。

→ 将手掌根（腕骨）放在1块斜木板上（图1），将身体的重量转移到跖球上。

〉 如果没有斜木板可用，可以将瑜伽垫折叠到需要的高度进行替代。（图2）

另一个有效的缓解手腕损伤的体式是站立手碰脚前屈伸展式（Pāda Hastāsana）。（图3）

→ 进入体式，将手掌伸到脚掌下。一直向里伸，直到手掌根来到脚趾下，大脚趾下压相应的拇指。小臂上提，创造手腕的空间。

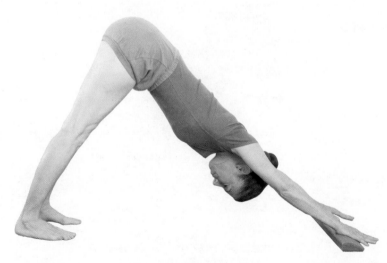

图1　手掌根放在斜面上

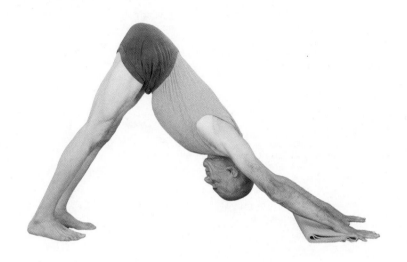

图2　手掌根放在折叠的瑜伽垫上

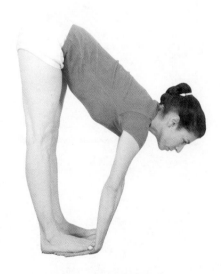

图3　手碰脚前屈伸展式

变体15　屈曲手腕：手掌置于墙上

功效　此变体可以提高手腕的柔韧性，强化手臂骨骼。

　　为了预防手腕疼痛问题的产生，必须加强练习，使其强壮、柔韧。下面两个变体就有助于实现这一目的。

　　→跪立，手掌贴墙，掌根尽可能贴近墙根。（图1）

◎　还可以将手掌贴墙，向外转90°。

　　〉双掌推墙，双腿蹬直，进入下犬式。（图2）

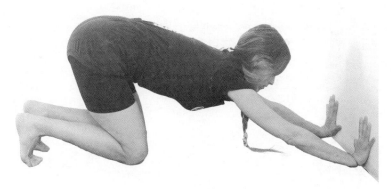

图1　跪立，手掌贴墙

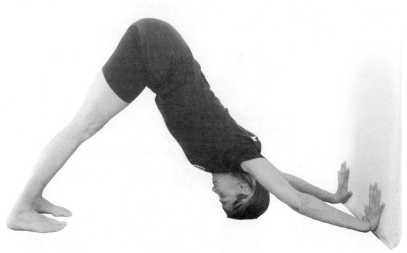

图2　双掌推墙，进入体式

变体16　转动手掌

功效　转动手掌，适当施力，可以帮助强化手腕，拉长手腕的肌腱和韧带，使关节更柔韧、更健康。这可为手倒立式（Adho Mukha Vṛkṣāsana）（完全手臂平衡）、桥式肩倒立式（Setu Bandha Sarvāṅgāsana）和孔雀式（Mayūrāsana）（《瑜伽之光》，图354）做好准备。

手掌外转

→ 手掌在地面上向外转90°，进入下犬式。（图1）

〉 小臂向上伸展，远离手掌。

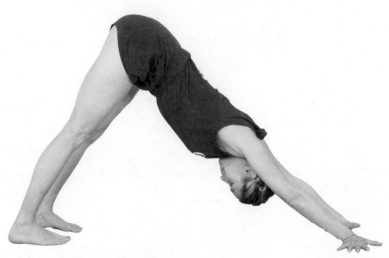

图1　手掌外转90°，进入下犬式

→ 手掌向后转做上犬式（Ūrdhva Mukha Śvānāsana）。（图2）

› 从这里身体向后移动进入下犬式。（图3）此时，手臂和肩部向后移动（朝向双腿）难度更大，对手腕的拉伸也更强。

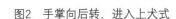

图2　手掌向后转，进入上犬式

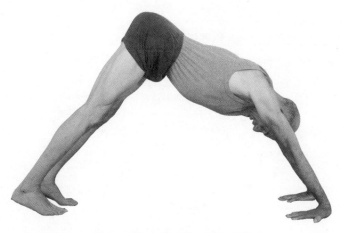

图3　身体向后移动，进入下犬式

变体17　稳定手臂：瑜伽带套住双肘

功效　瑜伽带套住双肘，有助于肘部保持伸直。即使是双肘很难伸直的练习者，也能通过此方式学习这个动作。

肘关节可能伸展过度，即“超伸”，也可能很难伸直。在很难伸直时，肘部外侧向外凸出，手臂内侧较短。用瑜伽带套住肘部可以矫正上述问题。

☼ 借助瑜伽带可以学习这一动作，但不要养成依赖的习惯。学习在不用瑜伽带时，也保持双肘外侧内收，大臂内侧上提。

→把瑜伽带套到双肘外侧，拉紧，双肘距离与肩同宽。

› 进入体式，双臂内侧外展，与瑜伽带形成拮抗。（图 1）

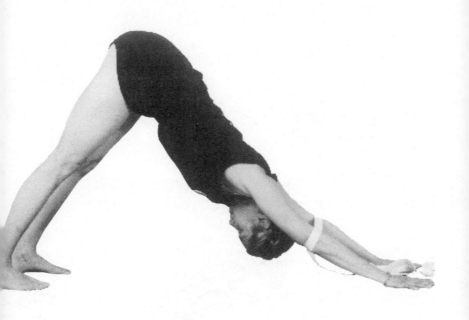

图1　瑜伽带套住双肘，进入下犬式

变体18　稳定双臂：瑜伽砖或倒置的瑜伽椅支撑双肘

功效　双肘超伸时，手臂内侧过长。支撑双肘可以避免肱二头肌过度伸展。

在此体式中，可以用2块瑜伽砖（图1）或倒置的瑜伽椅支撑双肘，以此避免肱二头肌过度伸展，同时使肱三头肌收缩，找到双肘的平衡。记住此时手臂正位的感觉。

如果有搭档，可以请其将瑜伽砖沿手臂倾斜一点，与小臂的接触面大一些，支撑也更好一些。（图2）

利用倒置的瑜伽椅支撑还有一个好处，就是除了支撑双肘，小臂也可以放在瑜伽椅的前腿上。（图3）

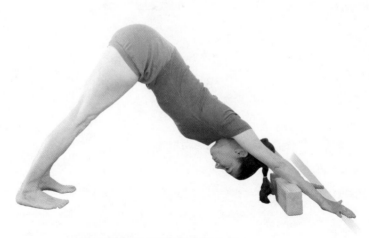

图1　瑜伽砖支撑双肘的下犬式

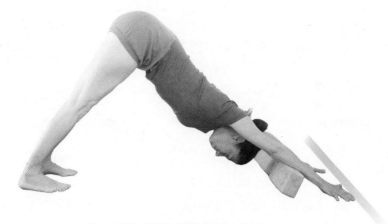

图2　瑜伽砖斜放支撑双肘的下犬式

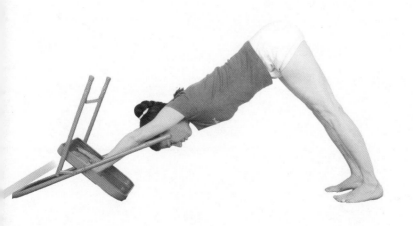

图3　倒置的瑜伽椅支撑的下犬式

双腿和双臂调整正位后，就可以进一步深入，正确地激活脊柱和肩部。将肩胛骨深深地收入身体，脊柱凹向双腿。这里给出两种方式改善双肩和肩胛骨的动作。

变体19　肩胛骨内收：从小臂落于地面开始

功效　小臂落于地面，肩胛骨更容易内收。

→ 将1或2块瑜伽砖按适当方式摆放成与肩同宽。大拇指、食指分开，虎口抵住瑜伽砖。确保双手距离与肩同宽。

〉 小臂落地。像孔雀起舞式（Pīnchā Mayūrāsana）的准备动作那样，背部内凹，肩胛骨深深地内收。（图1）

〉 臀部向上提起，双脚慢慢移向头的方向。

〉 保持肩胛骨的内收，不要外凸，慢慢伸直手臂。（图2）

☼ 双臂伸直时，要同时向后、向上。不要先向上，再向后。

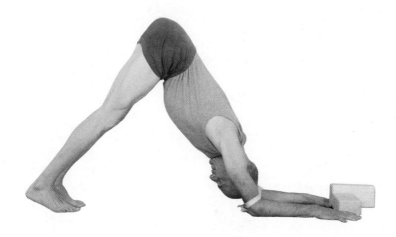

图1　小臂落地的下犬式

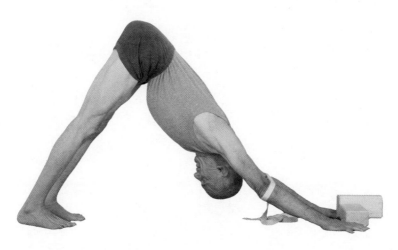

图2　伸直手臂的下犬式

功效　前额落于地面，可以更好地使肩胛骨内收，打开胸腔；伸直双腿时，可以继续保持此状态。

　　→ 面对墙面，跪立，大拇指、食指分开，抵墙，前额落于地面。

◎　如果前额落于地面有困难，可以用折叠的瑜伽毯支撑（图1），而不要过多地将双肩下压。

　　〉头部不要抬起，伸直双腿，脚跟下落。（图2）

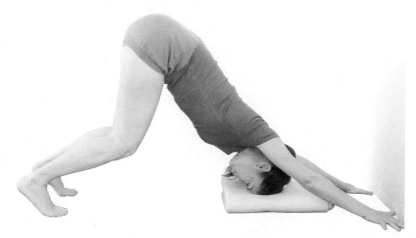

图1　用折叠的瑜伽毯支撑前额

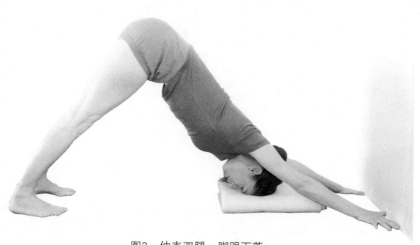

图2　伸直双腿，脚跟下落

关于疗愈性的下犬式，B. K. S.艾扬格是这样描述的：

"当人筋疲力尽，长时间地保持在这个体式中能消除疲劳，找回丢失的能量。"（《瑜伽之光》，图75）

"……平静大脑，温和地刺激神经，降低心率。"（《瑜伽：整体健康之道》）

下犬式的疗愈性功效部分是源于头部落于地面。对大多数人来说，只有在头部得到支撑时，才能感觉到放松。下面介绍两种支撑头部的方式，都可以获得疗愈的功效。

变体21　放松大脑：支撑头部

功效　支撑头部可以减少肌肉的耗力，放松大脑，使长时间保持在体式中的用力更少。

→ 进入下犬式，并舒适地保持一会儿。如果脚跟难以落地，则将其抵墙。观察头部与地面的空隙大小。

﹥ 选择适当的支撑物，瑜伽砖（图1），瑜伽抱枕（图2），折叠的瑜伽毯，或者这些物品的组合。

﹥ 再次进入体式，前额顶端（发际线）落于支撑物上。

﹥ 也可以选用高一点的支撑物，将整个前额（从发际线到双眉）落于其上。（图2）

☼ 比较两种方式中内在感觉的不同。

☼ 保持呼吸的节奏。观察随着在这个体式中保持时间的延长，感觉有什么变化。

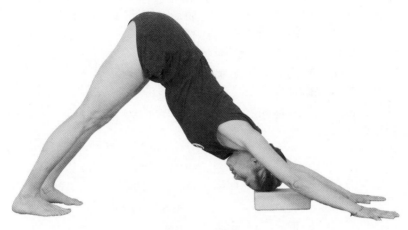

图1　瑜伽砖支撑头部

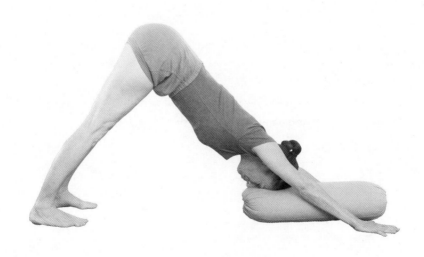

图2　瑜伽抱枕支撑头部

功效　瑜伽绳承担了身体的大部分重量，从而减轻了双腿和双臂的负荷。此体式是疗愈性的，可以使练习者轻松地在体式中保持5至10分钟。瑜伽绳给骨盆提供了结实的支撑，使脊柱可以得到很好地伸展。特别推荐下背部疼痛者练习此变体。

在站立前屈式中，有了瑜伽绳的支撑，双腿可以微微前倾，可以很好地感受臀部向前转动、躯干向下垂落。

利用墙绳做下犬式有几种方式。首先我们介绍"标准的"方式。

如你所见，其实并不需要特别的墙绳，任何高度适当的、结实的、可以拴瑜伽绳的物品都可以利用（如坚固的门把手）。（图1）

进入这个体式的另一种方式是我的最爱，它能更多地上提和展开骨盆。如图2、图3所示是运用标准的中等高度的墙绳。也可以用更高更长的墙绳。

→ 面对墙面，站在拴好的瑜伽绳的环内，将瑜伽绳调整到骨盆处。

〉 一条腿抬起，不要穿过环，而是在环外，大腿内侧贴着瑜伽绳。（图2）

〉 抬起的腿跨过整个环，即跨过两股绳，身体随之转180°，脚落地。背对墙面站立。（图3）

〉 调整骶骨和腹股沟处的瑜伽绳，前屈。双手落地，双脚后移，脚跟抵墙。

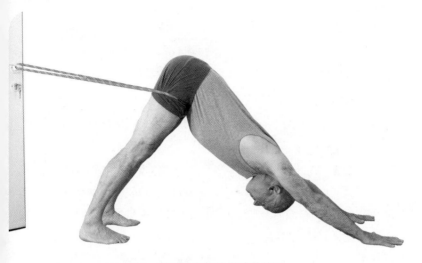

图1　坚固的门把手做成的墙绳

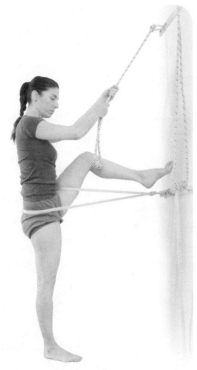

图2　运用中等高度的墙绳，
　　　准备步骤1

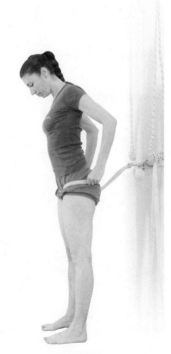

图3　运用中等高度的墙绳，
　　　准备步骤2

◎ 如果双脚距离墙面太远，可以用瑜伽砖支撑脚跟。（图4）

> 手臂向前伸展，进入体式。

> 可以用折叠的瑜伽毯、瑜伽砖或瑜伽抱枕支撑前额。（图4）

◎ 如果双手落地有难度，可以用瑜伽砖或者其他物品予以支撑。

> 在这个体式中保持几分钟，双脚慢慢向前移动，骨盆抵靠瑜伽绳，进入身体前倾的站立前屈式。（图5）

> 臀部向前转动，大腿前侧向后推。在这里也可以用瑜伽砖支撑头顶。

> 出体式时，躯干缓慢地、逐步地提起。头部慢慢抬起，以防头晕。

> 以相反的方向退出瑜伽绳：抬起一侧腿，跨到另一侧，随之转身，再次面对墙面站立。

> 孕期及经期女性可以用分别挂在2个墙钩上的2根交叉的墙绳做这个体式的变体。（图6）这将为下腹部创造更大的宽度。

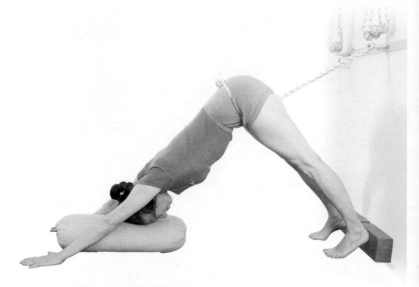

图4　瑜伽砖支撑后脚跟

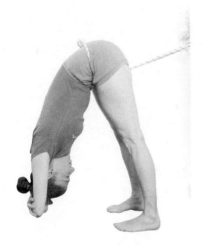

图5　身体前倾的站立前屈式

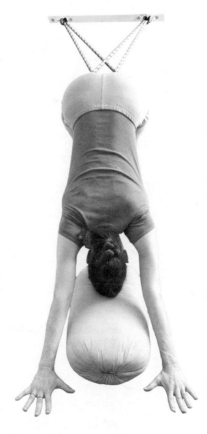

图6　2根墙绳的下犬式

站立前屈式（Uttānāsana）

站立前屈式是一个关于"腿"的体式，双腿要很强壮并能很好地上提，躯干则要松软，向地面沉降。在此体式中，可以想象有三个滑轮向前转动，从粗糙到精微，依次为骨盆、头部和内耳。大腿要努力向后，与向前的转动形成掊抗，从而使体式保持稳定。在接下来的变体中，我们从骨盆的转动开始，以头部得到支撑的、疗愈性的变体结束。在这些变体中都要保持双腿分开与骨盆同宽。《瑜伽之光》中的最终体式双腿是并拢的（《瑜伽之光》，图48）。

> ☼ 站立前屈式让我想起瀑布。在此体式中，双腿好比山崖，躯干如瀑布般向下流淌。双腿强壮、高耸，躯干一泄千丈！

⚠ 警告

如果你有椎间盘问题，或是孕晚期，只练习到背部内凹阶段即可。

功效 墙面的支撑可以使体式很放松，它还能检查体式的对称性。离开墙面站立时，很难觉察骨盆的前后倾斜或左右偏移问题，这些问题可能已经形成习惯。臀部抵靠墙面、脚跟抵靠瑜伽砖的反馈有助于纠正这些错误，身体会"记住"正位的感觉。

→ 背对墙面站立，离墙面约40厘米。为了确保双脚与墙面等距，可以使脚跟抵靠贴墙放置的2块瑜伽砖。

⟩ 身体向后倾，使臀部贴墙。前屈，将臀部肌肉向上、向两边拨，使坐骨抵靠墙面。（图1）

⟩ 手指尖触地，脊柱向前伸展。

⟩背部向下沉降，放松，前屈，进入体式。

⟩ 握住脚踝，双臂用力将躯干向下进一步拉伸，贴靠双腿。（图2）

> ☼ 检查一下，两侧坐骨应该等高，并以相同的力度推墙面。

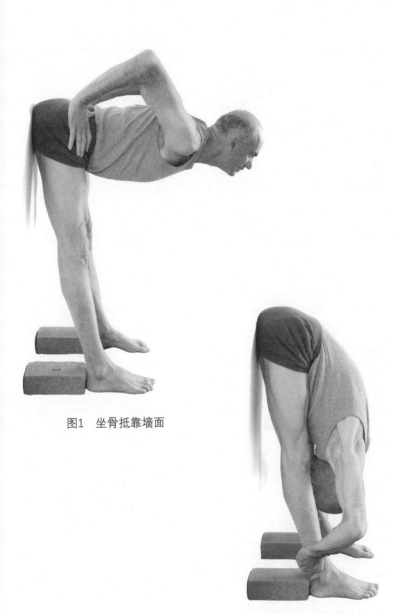

图1　坐骨抵靠墙面

图2　双手握住脚踝，躯干贴靠双腿

变体2   加强大腿动作：腿后侧贴靠墙面

功效   在站立前屈式中，双腿后侧应该与地面垂直。在没有墙面的辅助做此体式时，臀部会不自觉地向后靠。墙面的参照能让双腿保持垂直，有助于我们感知大腿前侧后推的力度。这样练习还能强化大腿肌肉。

→ 背对墙面站立，进入站立前屈式。

〉 手指尖触地，双脚后移，直到双腿、脚跟贴墙。（图1）如果双手难以落地，可用瑜伽砖支撑。

〉 大腿前侧收紧，后推，双腿后侧和墙面之间不要留有空隙。

〉 双手握住脚踝，双臂用力，更深入地前屈。（图2）

☼ 脚跟贴墙进入体式很具挑战性，为了防止身体前倾，大腿前侧必须收紧，用力向后，向墙面方向推。

☼ 如果这样还是前倾，可以用瑜伽砖支撑双手。（图中未示出）

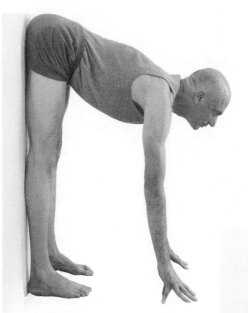

图1　手指尖触地，双脚后移

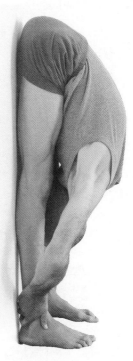

图2　双手握住脚踝，双臂用力，
　　更深入地前屈

功效　此变体可以更形象地看到
"瀑布"：双腿强壮、高耸，躯
干一泄千丈。椅背的支撑使腹部
柔软，大脑被动。腹股沟前侧和
椅背的接触有助于骨盆保持正位，
并保持腹股沟上提，从而创造出
骨盆区域的空间。

　　→ 将瑜伽椅收拢，椅背抵在
腹股沟前侧。调整瑜伽椅的倾斜
幅度，找到理想的高度。

　　〉前屈，握住椅腿，背部内凹，
目视前方。（图1）

　　〉 呼气，进一步前屈，进入
体式，前额落在瑜伽椅上。（图2）

☼　确保左、右腹股沟前侧
均衡地落于椅背。

☼　在体式中保持1至5分
钟后，将瑜伽椅撤掉，
继续停留在体式中，双
腿尝试保持同样的高度
和稳定性，躯干保持同
样的柔软。

　　对于高个子的练习者，瑜伽
椅倾斜的角度要小一点，以获得
更高的支撑。（图3）

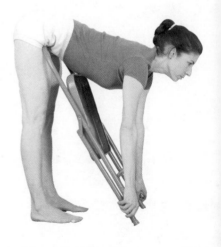

图1　握住椅腿，背部内凹，目视前方

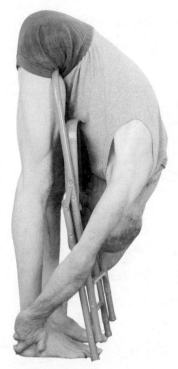

图3　瑜伽椅倾斜的角度小一点，以获
得更高的支撑

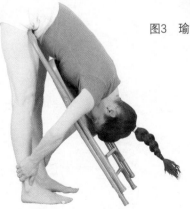

图2　前额落在瑜伽椅上

变体4　伸展小腿后侧：站在斜面上

功效　站在斜面上，小腿和双脚呈锐角，增大了小腿肚肌肉（腓肠肌）的拉伸。此动作还能改善双脚的足弓。

◎　可以用任何平板创造一个斜面。为了达到最好效果，平板不要太宽，以便能握住其边缘，向下拉动躯干。

→站立于倒置的瑜伽椅上，跖球在上，脚跟在下。

〉握住瑜伽椅后腿，背部内凹，目视前方。

〉握住椅背或者椅座两侧，向下拉动躯干。（图1）

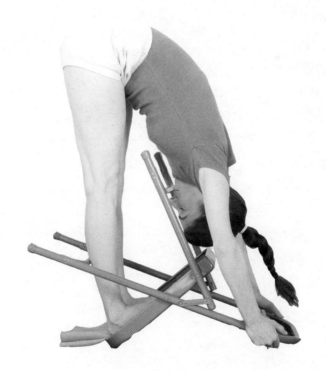

图1　站立在倒置的瑜伽椅上，进入体式

变体5　站高,低垂:站在垫高的平台上

功效　站在垫高的平台上可以激活双腿,强化骨骼。脚趾伸出平台向下释放有助于下背部肌肉的放松。开始时练习者可能会担心跌落,尤其是当平台很高时。通过练习可以克服这种心理。

☼　脚趾柔软,向下弯曲,可以引导躯干向下。

☼　臀部向前转动,直到双腿垂直于地面。

→ 站在瑜伽椅(图1)或者2块瑜伽砖上(图2)进入体式。站立时脚趾应能伸展、超出椅座或者瑜伽砖的边缘。

〉如果站在瑜伽椅上,可以握住椅座或者前腿(图1),将躯干向下拉。

〉如果站在瑜伽砖上,可以握住脚踝、脚跟或瑜伽砖后侧,将躯干向下拉。(图2)

◎ 此变体可在任何垫高的平台上进行。但是,瑜伽椅是最理想的,因为瑜伽椅提供了多个抓握的位置,包括椅座、前腿。为了克服恐惧,可以从面对椅背、握住椅背的横梁开始练习。

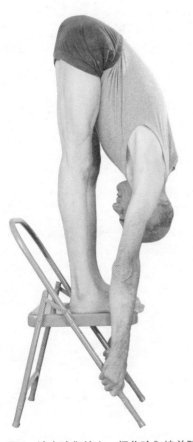

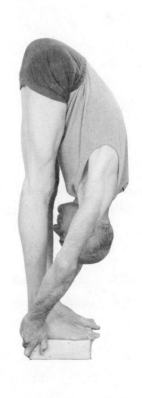

图1　站在瑜伽椅上，握住瑜伽椅前腿　　　图2　站在瑜伽砖上，握住瑜伽砖后侧

变体6　收紧双腿：瑜伽带套住双脚和骨盆

功效　瑜伽带对双腿的压力，可以使双腿和骨盆收紧，骶骨和股骨头被拉向骨盆，从而刺激骨盆处的内脏器官，包括生殖器官。双腿骨骼对瑜伽带的拮抗有益于骨密度的保持。

→ 进入体式，用瑜伽带套住双脚脚跟和骨盆。

〉双腿微屈，拉紧瑜伽带。（图1）

◎ 调整瑜伽带的长度，双腿伸直时有适度的拮抗。

〉臀部缓慢上提，双腿蹬直，与瑜伽带的压力形成拮抗。（图2）

〉双腿内侧向外分开以绷紧瑜伽带。脚踝内侧、膝关节内侧上提，双脚内侧压地。

〉背部内凹，手掌放在瑜伽砖上，目视前方。

〉保持身体前侧的长度，前屈，进入体式。（图3）

〉为了进一步内收骶骨，可将1根绷带卷起来塞在瑜伽带和骶骨之间。（图4）

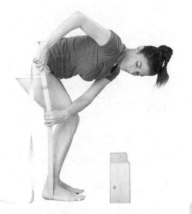

图1　双腿微屈，拉紧瑜伽带

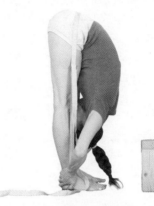

图3　保持身体前侧的长度，前屈，进入体式

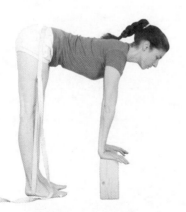

图2　臀部缓慢上提，双腿蹬直

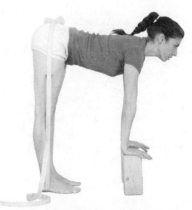

图4　将1根绷带卷塞在瑜伽带和骶骨之间

变体7　深入折叠：瑜伽带捆绑背部和双腿

功效　此变体分为两个阶段。第一阶段可以感知脊柱胸椎段的内收和背部的内凹；第二阶段在体式中保持时，瑜伽带帮助固定躯干的位置，手臂可以放松，双腿和背部肌肉依然保持深入地前屈伸展。

这是一个高级变体，柔韧性较好的练习者可以在此变体中更深入地前屈。

→ 将瑜伽椅放置在离墙面约1米处。

〉臀部抵靠墙面，双腿微屈，身体前屈。

〉 躯干尽可能接近双腿，用瑜伽带捆绑背部和双腿，将其拉紧。（图1）

〉 臀部沿着墙面慢慢提起，双腿伸直。

〉 躯干向远离墙面的方向延展，背部内凹，目视前方，双手放在椅座上。

〉 胸部前侧向前伸展，胸椎向身体深入内收。（图2）

〉 建立了身体前侧的长度后，屈身向下，腹部贴向大腿内侧，握住脚踝，手肘外展，上身折叠，臀部在离开墙面的同时深入前屈，进入体式。（图3）

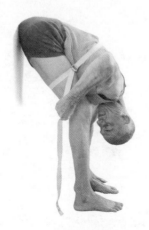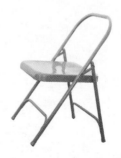

图1　用瑜伽带捆绑背部和双腿

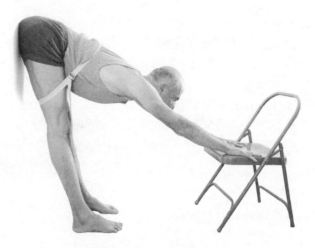

图2　胸部前侧向前伸展，胸椎向身体深入内收

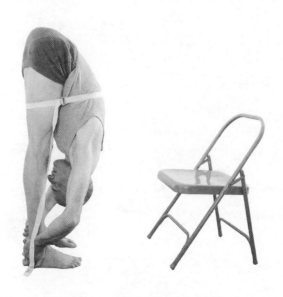

图3　臀部离开墙面，进入体式

变体8 活动双肩：体后握瑜伽砖

功效 此变体通常以手指在身后交扣来做，肩部僵硬者往往难以做到。此时要想活动双肩，双手距离可以加宽。手握瑜伽砖或木板或使用瑜伽带都可以。此变体还有助于双臂肌肉的紧实。

→ 双手在体后握住 1 块瑜伽砖，前屈，进入半站立前屈式。双手握紧瑜伽砖，双臂伸展，使双肩远离双耳。（图 1）

＞ 进一步前屈，进入站立前屈式，保持双肩向后转，双臂前移，远离背部。（图 2）

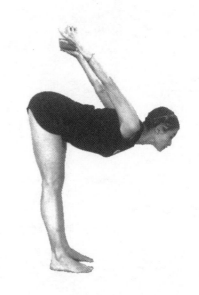

图1 双臂伸展，使双肩远离双耳

检查双肩的对称性

→ 距墙面约 1 米站立，双手在体后握住 1 块瑜伽砖。

＞ 前屈，进入站立前屈式，双臂向墙面的方向转动，伸展。

＞ 保持双臂的转动和伸展，直到瑜伽砖触墙。如果需要，可以调整身体与墙面的距离。

＞ 检查瑜伽砖左侧和右侧是否同时接触墙面。（图 3）

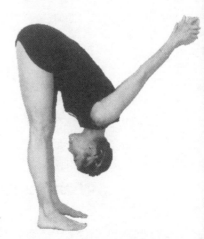

图2 双臂前移，远离背部

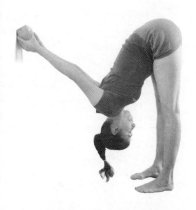

图3 检查瑜伽砖左侧和右侧是否
同时接触墙面

> 可以请搭档帮助，检查双臂是否与身体中线平行。

> 如果不平行，则做出调整。出体式，再做一次。尽量重复刚才获得的身体的正位。这样做可以纠正双肩的不对称。

> 如果肩部特别僵硬，可用1块木板代替瑜伽砖。双臂距离与肩同宽，手心朝向背部握住木板。(图4)双臂距离增大，肩部活动的幅度会随之增大。

> 另一个选择是用瑜伽带套住双肘，以保持它们与肩同宽。双臂绷紧瑜伽带，与瑜伽带形成掐抗。

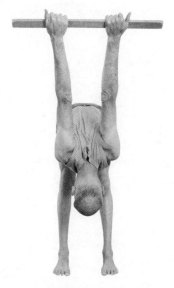

图4 手心朝向背部握住木板

B. K. S. 艾扬格在谈到站立前屈式的功效时这样说:

"降低心率,恢复脊神经的活力。如果在此体式中保持两分钟以上,任何忧郁情绪都会云消雾散。此体式可以舒缓大脑细胞,因此也是容易激动者的福祉。出体式后,练习者会感觉平和、冷静,双眼明亮,内心愉悦。"(《瑜伽之光》,图48)

不过,大部分人可能都需要辅具的支撑才能体验到这些美妙的功效。这里给出几个示例。

变体9　半倒立式放松:背部抵靠墙面

功效　背部抵靠墙面可以使前屈更深入,躯干更接近双腿。墙面的支撑有助于背部的释放和头后侧的沉降,从而使练习者得以在体式中放松。

　　→ 面对墙面站立,离墙面约40厘米。

　　〉屈膝,进入体式。身体前倾,将背部靠向墙面。

　　〉保持屈膝状态,躯干向下伸展。(图1)

　　〉在臀部缓慢上提的同时伸直双腿。背部抵靠墙面,保持。(图2)

◎ 可以将头顶落于瑜伽抱枕或者折叠的瑜伽毯上,会更加放松。

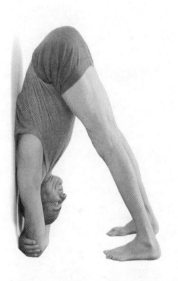

图2　臀部缓慢上提，伸直双腿

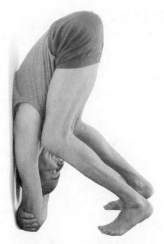

图1　保持屈膝状态，躯干向下伸展

功效 支撑头顶可以使大脑放松。它有头倒立的功效，可以使练习者体会到在费力较少的状态下保持头部垂直于地面。可以在体式中保持较长时间，从而提升此体式对身心的疗愈作用。

→前屈，进入体式，头顶落于瑜伽砖上。根据自己的身高和柔韧性将瑜伽砖摆放至所需高度。（图1）

〉目视后方。检查一下，视线应该平行于地面。

◎ 瑜伽砖的正确高度：支撑头部，颈部没有任何挤压。如果需要，可以用1条瑜伽毯来进行微调。

☼ 通过调整双腿分开的距离来微调头部的高度：分开大一点，头部则低一点；分开小一点，头部则高一点。

☼ 通过前侧耳际线检查头部的位置：前侧耳际线应该垂直于地面。凭感觉触摸耳前侧，或请搭档协助，做出调整。

☼ 找到"头顶后跟处"，也就是头骨顶端后侧，将其落于瑜伽砖上。观察它对头脑状态的影响。

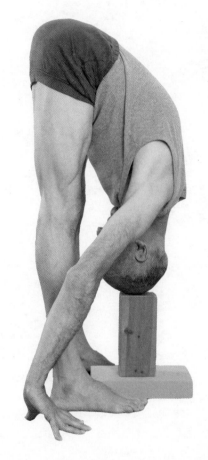

图1 前屈，进入体式，头顶落于瑜伽砖上

三角伸展式 （Utthita Trikoṇāsana）

三角伸展式经常是练习者学习的第一个分腿站立体式。前面介绍的关于正位的基本原则适用于所有侧向站立体式。体式的完美呈现需要练习者对身体具有较强的控制力以及能将很多精微动作协调一致，而这些只有通过长时间的练习才可能获得。

我们在这里介绍的变体中，将墙面和地板作为参考线，帮助练习者检查并调整身体的正位，瑜伽砖和瑜伽带用于强化体式的动作，方式多样，功效各异。

这些变体也可以用于其他侧向站立体式，例如，战士二式（Vīrabhadrāsana Ⅱ）、侧角伸展式（Utthita Pārśvakoṇāsana）、半月式（Ardha Candrāsana）、三角扭转伸展式（Parivṛtta Trikoṇāsana）等。其中，某些变体还可以组合起来成。

⚠ 警告

如果你容易头晕眼花，或者有高血压，在最终体式中眼睛向下看地面。不要抬头向上看。

如果你有心脏问题，请靠墙练习（参见变体12）。双臂不要上举，放在髋部两侧即可。

三角式是侧位体式，躯干侧弯，与分开的双腿对位。首先双脚要保持正位——前脚脚跟与后脚脚弓应在一条直线上。利用参考线，如地板线、瑜伽垫上的中线，或者薄瑜伽垫的长边，是保证双脚正位的一种有效方式。

变体1　调整双腿正位：利用参考线

功效　参考线用于检查并调整双腿的正位。

右侧做体式：

→ 山式站立。选择地板上的一条直线或瑜伽垫的长边作为参考线。双脚足弓中心踩在这条线上。跳开，进入四肢伸展式（Utthita Hasta Pādāsana）。（图1）

＞ 检查一下双脚，确保参考线穿过足弓中心。如果需要，进行相应调整。

＞ 右脚向外转，左脚向内转。右脚足跟中线和左脚足弓中线都位于参考线上。

＞ 身体右弯，要持续保持身体在参考线之上。尤其要注意左大腿、右侧坐骨、双肩和头部都保持在参考线之上。（图2）

＞ 可以将1条瑜伽带抻直放在瑜伽垫中央。如果需要，可以用瑜伽砖支撑右手掌。（图3）

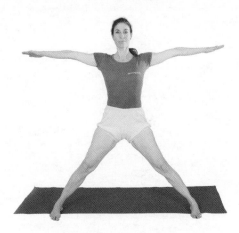

图1　进入四肢伸展式

适用 所有双腿分开的站立体式。

☼ 想象在一个狭窄的过道里做三角伸展式。身体前后都有墙，身体的任何部位都不能向前或者向后突出。侧弯的身体必须保持与前后的墙面平行，与双腿处在一个平面上。

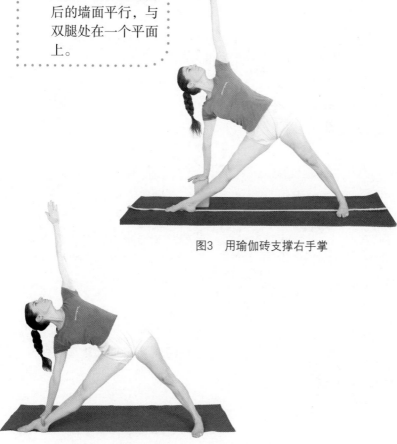

图3　用瑜伽砖支撑右手掌

图2　身体右弯

关于站立体式，B. K. S. 艾扬格说到："后腿是体式的大脑"。接下来的几个变体都有助于激活后腿，使其动作更精准。

观察站立体式中的后腿，使我们感觉到平衡、冷静在体式中的重要性。在三角伸展式中身体向右侧弯时，我们的注意力本能地会被吸引到右侧，因为这是运动的方向。然而，如果我们在此时忽视了左侧，那就错失了体式的重要部分。后腿为体式提供了稳定的锚点。将重量从前腿转移到后腿，这也意味着将我们的注意力更均衡地分配。这使体式趋于内化。当我们的注意力分散到整个身体时，目光就会随之柔和，呼吸变得稳定，头脑的波动也会减少。最终，此体式就会更平衡，更专注。

变体2　锚定后脚：后脚外侧抵靠墙面

功效　墙面的阻力可以激活后腿，使它保持结实、稳定。

右侧做体式：

→ 左脚靠墙，脚外侧用力下踩并抵住墙根。

﹥ 双腿分开，右腿向外转。

﹥ 吸气，双臂展开；呼气，进入体式。保持左脚外侧抵靠墙面的压力。

﹥ 用瑜伽砖支撑右手。手掌可以向后转，引导肩部后旋。（图1）

☼ 双腿分开前就将后脚靠墙。这样后脚外缘可以更容易地插入墙根。

☼ 在体式中保持一会儿，然后离开墙面约2厘米。此时左腿还能保持与刚才同样的结实和稳定吗？

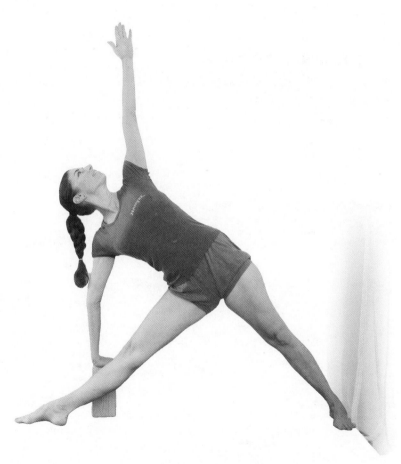

图1　后脚外侧抵墙，进入体式

变体3　激活后腿：脚踩瑜伽带

功效　后脚踩住瑜伽带，阻止其被拽走。这个挑战会带来对后脚外侧的觉知，可以激活后腿。

在此变体中，搭档将瑜伽带向外拽，而练习者则用后脚外侧踩住它，不让其被拽出。搭档拉力越大，练习者抵抗的力量就越大。（图1）

◎　瑜伽带可以用1张纸、1块纸板或者1块布代替。

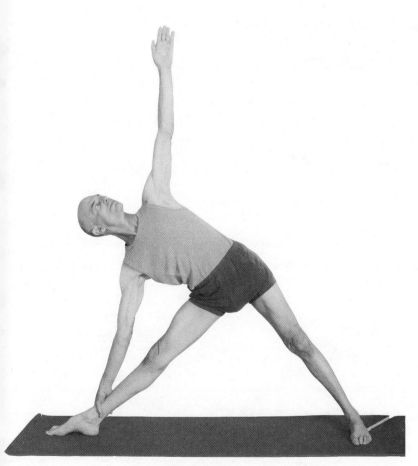

图1 脚踩瑜伽带，进入体式

变体4　激活后腿：用瑜伽带拉腿

功效　此变体可以提升对后腿的觉知，有助于保持后腿的稳定。瑜伽带固定膝关节，帮助转动并建立膝关节的空间；固定腹股沟，可以上提并打开腹股沟内侧。此变体还可以有效地打开并转动胸部。将瑜伽带套在后腿的适当位置拉动也可以激活后腿。

有三种固定瑜伽带的选择：足弓（图1），膝关节上方（图2），腹股沟。（图3）

右侧做体式：

→ 拉紧绕在左腿适当位置的瑜伽带。

〉左手拽住瑜伽带，进入体式。

◎ 当瑜伽带固定膝关节或大腿时，环扣方向应该向外，拉瑜伽带时能使腿部外旋。

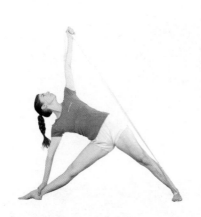

图1　瑜伽带捆绑足弓

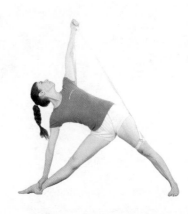

图2　瑜伽带捆绑膝关节上方

适用 在此变体中，瑜伽带可以引导后腿外旋，因此对很多侧向站立体式都有帮助，如侧角伸展式（Utthita Pārśvakoṇāsana）、战士二式（Vīrabhadrāsana Ⅱ）和半月式（Ardha Candrāsana）。而对于类似战士一式（Vīrabhadrāsana Ⅰ）等体式，瑜伽带环扣的方向应与此相反。

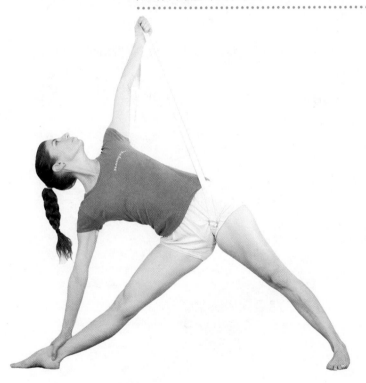

图3 瑜伽带捆绑腹股沟

功效　搭档拉后腿帮助练习者将身体的重量转移到后腿，可以明确此动作的重要性，建立骨盆处的空间，扩展下腹部的内脏器官，对孕期女性颇为有益。还可使练习者更容易地在体式中保持。

右侧做体式：

→将瑜伽带套住左腿内侧，接近腹股沟处。

给搭档的指导：

〉前脚掌抵住练习者左脚脚跟外侧。

〉温和地拉住瑜伽带，示意练习者进入体式。（图1）

为了保持后腿的稳定，后脚外侧需要下踩，以上提大腿内侧和腹股沟。此变体演示了上提后腿腹股沟的效果。

在没有搭档时，利用墙钩（图2）或者门把手（参见下犬式变体22，图1）也可以获得类似效果。

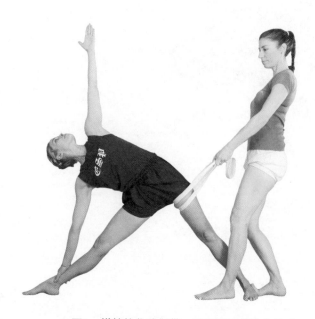

图1　搭档拉住瑜伽带，示意练习者进入体式

◎ 当你的脚抵住练习者的脚跟外侧时，要格外小心，不要蹭伤对方的皮肤，一旦伤害发生，可能会疼痛难忍。

◎ 瑜伽带的拉力应与练习者进入体式的动作相协调，同步进行。

◎ 在帮助孕期女性做体式时，应将瑜伽带套在其大腿上端，不要套在其腹股沟处。

适用 所有侧向站立体式。

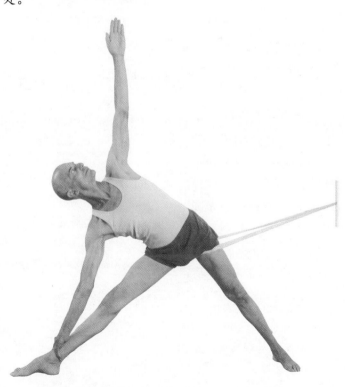

图2　利用墙钩拉住瑜伽带，进入体式

大腿从髋关节开始向外转是三角伸展式中非常重要的动作。可确保在身体侧弯进入体式时，股骨头保持在髋臼内，并使尾骨内收。另外，如果小腿、膝关节和大腿没有对位，膝关节的负荷不均衡，可能带来膝关节周围韧带的意外磨损甚至是撕裂。

变体6　双腿外转：大腿上端捆绑瑜伽带

功效　大腿上端瑜伽带的拉力可以加强大腿的外转，也有助于练习者体会这一重要动作。

右侧做体式：

→ 两大腿上端各捆绑 1 根瑜伽带。确保瑜伽带环扣朝外，即环扣位于大腿内侧，瑜伽带自由端朝向大腿前侧。

﹥ 双腿分开，右腿向外转。双手在身后握住对侧大腿上的瑜伽带的自由端：左手握住右腿的瑜伽带，右手握住左腿的瑜伽带。（图 1）

﹥ 拉动瑜伽带，使大腿从根部外转，身体侧弯，进入体式。

◎ 山式变体4中瑜伽带的用法与此变体类似。但是，两者的环扣方向是相反的。因为在山式中大腿需要内旋，而在这里大腿需要外旋（外转）。

﹥ 此变体也可以只用 1 根瑜伽带捆绑前腿来做（前腿的外转是主要动作）。手臂较长者可以用左手抓住右大腿上端（图 2），甚至可以不使用瑜伽带。

☼ 学习前腿从大腿根部（髋关节）开始外转，外转动作不要从脚开始。

☼ 前腿应该完全外转。检查一下脚踝前侧、膝关节、大腿前侧的中线是否对位（图 3），以防止膝关节的负荷过大。

☼ 后腿的大腿前侧应该朝向身体正前方（如同在山式中），确保不要向内转。前腿和后腿膝盖骨的方向应该呈90°。（图 4）

适用 所有分腿站立体式。

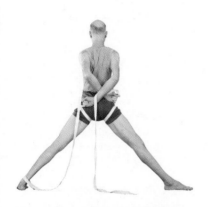

图1 双手分别握住对侧的瑜伽带

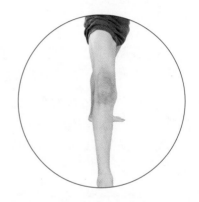

图3 脚踝前侧、膝关节、大腿前侧的中线对位

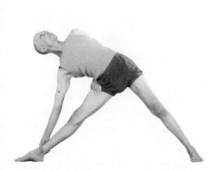

图2 手臂较长的练习者可以用左手抓住右大腿上端

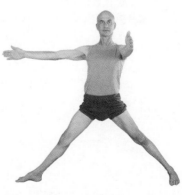

图4 前腿和后腿膝盖骨的方向呈90°

变体7　前腿外转：转脚大于90°

功效　前腿外转对某些练习者来说做起来并不容易。遇到这种情况时，可以将前脚外转多一些，大于90°，这会使前腿的大腿根部更容易转动到90°。

右侧做体式：

→ 右腿向外转90°，脚部外转的幅度略微大一些；大腿前侧肌肉外旋，包覆大腿骨。

〉查看一下右腿中线，确认大腿前侧已经转动到位；如果没有到位，将右脚进一步向外转。（图1）

> ☼　在前腿外转的同时，脚内侧压地，脚踝前侧内旋。

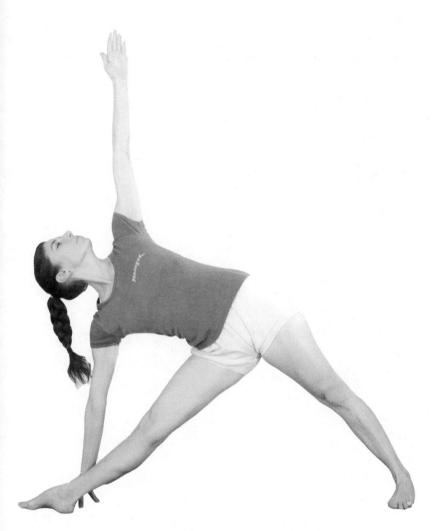

图1 前脚外转大于90°，进入体式

变体8 膝关节外转，臀部内收：从侧角伸展式进入

功效 在侧角伸展式中，前腿屈膝，膝关节外转更容易，臀部也更容易内收。前腿伸直进入三角伸展式时，可以继续保持膝关节外转、臀部内收的状态。

右侧做体式：

→ 右腿弯曲，进入侧角伸展式（Utthita Pārśvakoṇāsana）。（图1）

〉右膝外侧推右臂，与之形成拮抗。

〉保持膝关节的外转（图2），右腿缓慢伸直，直到完全伸直，进入三角伸展式。

◎ 前腿膝关节不需要弯曲90°，即便只弯曲到45°，同样有效。

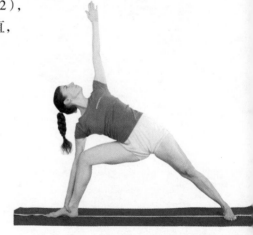

图1　进入侧角伸展式

辅具瑜伽
习练指南

适用 所有分腿的侧向站立体式。

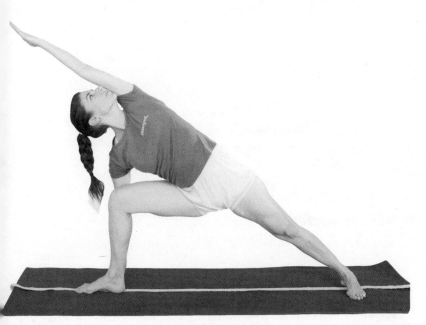

图2 保持膝关节的外转

在三角伸展式中保持时，前腿往往没有完全伸直，膝盖骨也不能保持上提。一旦丢失觉知，腿也会随之晃动。下面的变体有助于激活前腿，使其保持稳定。

变体9　激活前腿：抬起脚掌

功效　抬起脚掌可以激活整条腿。

右侧做体式：

→ 抬起右脚脚趾、脚掌，脚跟踩住地面。

> 进入体式，脚趾和脚掌保持上提。（图1）

> 有些人在此变体中脚跟会疼痛。此时可利用圆边瑜伽砖（图2）来支撑抬起的脚掌，以缓解这一问题。

> 也可以像接下来的变体10a那样，将脚跟放在通常使用的直角瑜伽砖上，脚趾抵靠墙面。

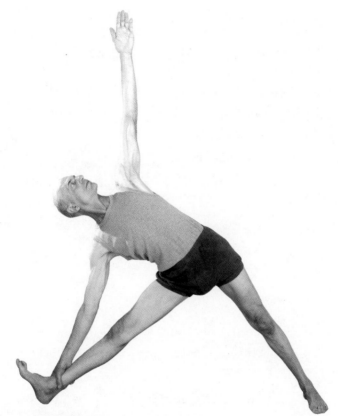

图1 前脚脚趾和脚掌保持上提，进入体式

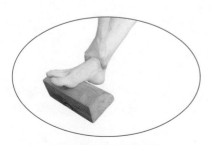

图2 前脚踩在圆边瑜伽砖上

变体10a 激活前腿: 脚跟放在瑜伽砖上

功效 脚跟、跖球下压可以提高足弓,缓解平足问题。脚的放置可以减轻脚踝的压力,有效缓解脚踝及跟腱的疼痛。减小前腿负荷,激活前腿,包括膝关节,从而缓解膝关节疼痛。股骨头被拉入髋臼中,缓解髋关节的疼痛。

右侧做体式:

→ 将一块瑜伽砖靠墙平放,另一块瑜伽砖在离墙面约25厘米处放置。

〉 右脚脚跟放到平放的瑜伽砖上,跖球抵墙。

〉 借助右脚下压瑜伽砖和抵墙的力量激活右腿。

〉 侧弯进入体式,右手放在另一块瑜伽砖上做支撑。(图1)

〉 左臂伸展过头,手指尖撑住墙面,胸部由右向左转。(图2)

☼ 通过脚的拉伸体会前腿的激活。

☼ 脚抵墙,可以激活脚部,从而激活整条腿。

☼ 观察前腿的膝盖骨是如何被拉回到位,膝关节后侧是如何被打开,股骨头(大腿骨)是如何被深入拉回到髋臼内的。

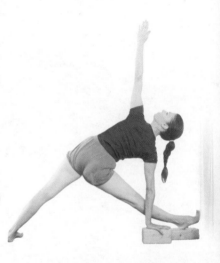

图1 右脚脚跟放到平放的瑜伽砖上,右手放在另一块瑜伽砖上,进入体式

适用 所有分腿的侧向站立体式。平衡体式除外，例如，半月式（Ardha Candrāsana）、扭转半月式（Parivṛtta Ardha Candrāsana）和战士三式（Vīrabhadrāsana Ⅲ）。

◎ 可以用一个更高的盒子、矮凳或者椅座代替瑜伽砖，以加强其功效。

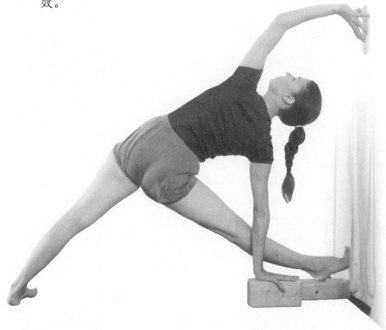

图2　左手指尖撑住墙面，进入体式

变体10b　拉伸前腿：脚掌贴墙

功效　此变体比前一个变体的强度更大，可以更进一步地打开膝关节后侧，拉伸小腿肚肌肉，并激活整条腿。

右侧做体式：

→ 如门闩式（Parigāsana）跪立，离墙适当距离。将右脚掌整个贴墙，脚跟尽可能插入墙根。

〉右脚掌贴实墙面，蹬墙。（图1）

〉上身前屈，身体在右腿正上方（图2），用双手撑地，左腿提起、伸直，进入三角伸展式。（图3）

脚掌整个贴墙可以激活整条前腿，使前腿得到进一步拉伸。

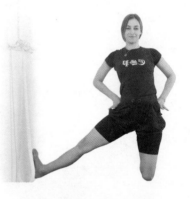

图1　进入门闩式

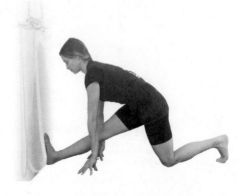

图2　上身前屈，身体在右腿正上方

适用 加强侧伸展式（Pārśvottānāsana）、三角扭转伸展式（Parivṛtta Trikoṇāsana）。

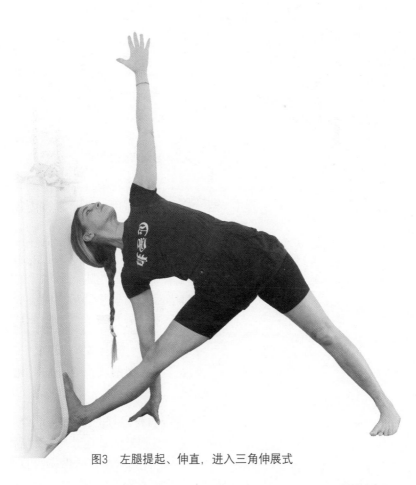

图3　左腿提起、伸直，进入三角伸展式

为了在侧向站立体式中打开骨盆，前腿一侧的臀部需要有力地内收，同时后侧大腿需要后推。主要动作应该在髋关节和骨盆带。此区域能正确地工作，尾骨就能深入地向骨盆内收，下背部就不会有压力。

◎ 将骨盆想象成一本书，现在要将这本书大大地打开。骨盆的两侧就像平展的书页一样向外分开，展宽。

◎ 学习脊柱下端向上的伸展。

这里介绍完成此动作的三种方式。

变体11　打开腹股沟：对角线对位

功效　此变体以对角线对位的方式，打开腹股沟，拓宽骨盆。学会前腿一侧的臀部内收，同时后侧大腿向后推。

右侧做体式：

→ 以通常的方式在垫子中间做此体式。右手放在瑜伽砖上。（图1，图中用瑜伽带标记瑜伽垫的中线）

﹥ 移动右腿，右脚内侧与瑜伽垫的前边对齐。右臀内收找右脚。将瑜伽砖放在右脚脚跟附近。

﹥ 接着，左腿向后撤，左脚脚跟与瑜伽垫的后边对齐。左大腿前侧乃至整条左腿向后推。（图2）

﹥ 双脚形成长方形的对角线。（图3）

﹥右脚内侧下压，右臀内收；同时左脚外侧下压，左大腿后推；在此过程中尾骨保持内收。

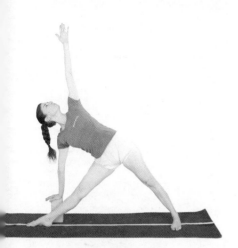

图1 在瑜伽垫中间进入体式

☼ 将左手放在骨盆
处，左肘后移，
用左手的五根手
指感觉一下骨盆
的形态，确认尾
骨和右臀都是内
收的。然后，左
臂向上伸直。

适用 所有侧向分腿
站立体式。

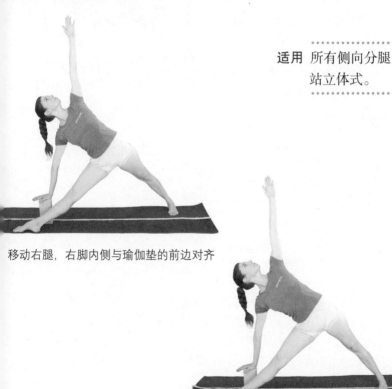

移动右腿，右脚内侧与瑜伽垫的前边对齐

图3 左腿向后撤，双脚形成长方形的对角线

变体12 确保侧向对位：背部抵靠墙面

功效 在房间中央做此体式时，很难知道身体是否正确对位。墙面可以为骨盆和肩胛骨的侧向对位提供即时的反馈，这在学习阶段非常有用。

右侧做体式：

→ 背部抵靠墙面站立，双腿分开，右腿向外转，进入四肢侧伸展式（Pārśva Hasta Pādāsana）。（图1）

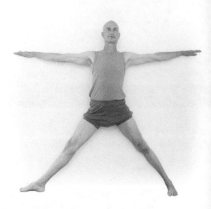

图1 进入四肢侧伸展式

› 左脚后撤，脚跟触墙，右脚与墙面平行，右脚足弓离墙面约5厘米。

› 右臀内收，远离墙面；左大腿后推，靠向墙面。

› 双肩和头后侧触墙。

› 背部沿墙面滑动，身体侧弯，进入三角伸展式。保持背部两侧都接触墙面。（图2）

☼ 在做右臀内收远离墙面时，左臀能保持与墙面的接触吗？左腿后侧呢？

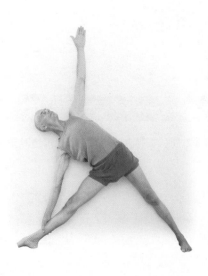

图2 进入三角伸展式

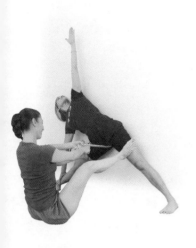

图3 搭档用瑜伽绳套住练习者右臀

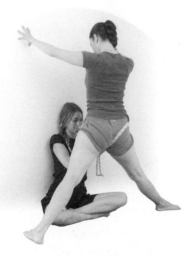

图4 瑜伽绳在臀部的正确位置

适用 所有侧向站立体式。

搭档帮助

给搭档的指导：

› 练习者抵靠墙面进入体式后，面对练习者坐下，用瑜伽绳套住其右臀（图3）（瑜伽绳在臀部的正确位置如图4所示）。

› 将左脚放在练习者右侧膝关节上方处，右脚放在其左大腿上接近腹股沟处。

› 将练习者右臀向前拉，同时用双脚抵住对方，防止其向前倒。为了帮助练习者内收臀部，瑜伽绳下端的拉力应略微大于上端的。

› 当练习者侧弯进入体式时，继续保持自己的动作。

› 保持一会儿后，可以缓慢松手，让练习者在体式中再保持一会儿。

◎ 当双脚放到练习者大腿上之后才可拉瑜伽绳。

◎ 帮助他人时一定要谨慎、小心。不要太用力地拉或推，时刻观察对方的反应，以便在需要时做出及时调整。

外力的帮助可以使臀部动作的方向更明确。一旦感觉到正确的动作，你的细胞记忆将在今后独自练习时给身体以引导。

变体13 扩展躯干，放松眼睛：面对墙面

功效 墙面给身体的正确对位提供了一个参考平面。B.K.S.艾扬格常说，墙面是最好的老师。靠近墙面、限制了视觉，能带来特别的体式效果。外在没处可看，视觉被动内收。上端手的支撑可以帮助躯干转动，拓宽骨盆和腹部。

右侧做体式：

→ 面对墙面站立，双腿分开，右腿外转。

〉右脚和墙面之间放一块瑜伽砖。

〉左腿移向墙面，直到左脚趾尖触到墙面。

〉右脚内侧压向瑜伽砖，右臀收向墙面。

〉侧弯，进入体式。左手推墙，帮助胸部由右向左转。（图1）

适用 所有侧向站立体式。

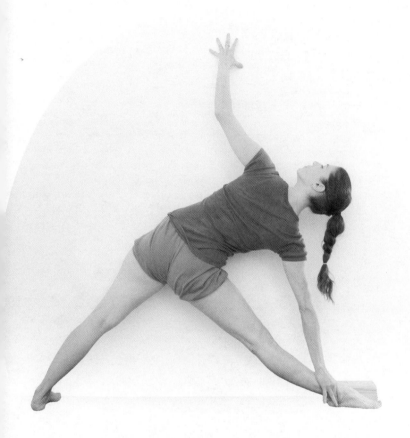

图1　面对墙面进入体式

在三角伸展式中，躯干两侧都应该完全伸展，长度不要缩短。当向右侧弯进入体式时，躯干右侧容易缩短。（图2）

为了保持躯干的长度不变，侧弯的动作必须从髋关节，而不要从腰部开始。（图3）

下面介绍几种方式，帮助练习者学习这个动作。

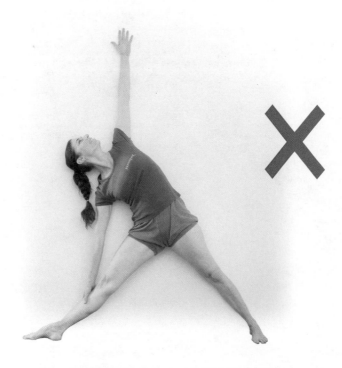

图2 向右侧弯进入体式时，躯干右侧容易缩短

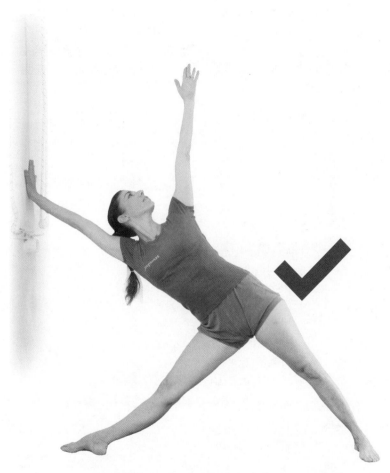

图3　侧弯的动作必须从髋关节，而不是从腰部开始

变体14　伸展躯干两侧：前方手掌撑墙

右侧做体式：

→ 双腿分开站立，右脚离墙面约20厘米。

〉右腿向外转，右臂上举，伸展躯干右侧，侧弯进入体式。

〉右手撑墙，躯干右侧和右臂形成一条直线。（图1）

〉右手推墙使右臀远离墙，保持内收，进一步侧弯，骨盆应位于右腿正上方，同时躯干右侧不要缩短。

〉然后做手离墙的练习。

〉右手放在右腹股沟前侧，将腹股沟向内推，同时保持从腹股沟前侧到腋窝的长度。（图2）

〉侧弯时，如果感觉躯干右侧缩短、肋骨凸向左侧，则举起右臂向上拉伸来延长躯干右侧的长度，同时，左臂靠近躯干拉伸，防止躯干左侧伸展过度。（图3）

☼ 运用呼吸来判定躯干两侧伸展是否均衡：在侧弯进入体式前，进行几次深沉、缓慢的呼吸，感觉肺部的状态。缓慢进入体式，意识持续关注肺部的感觉。检查两侧肺部呼吸的容量和强度。如果感觉右侧肺部呼吸不太顺畅，则扩展右肺：从髋部到腋窝伸展躯干右侧，拓宽右侧肋骨之间的空间。

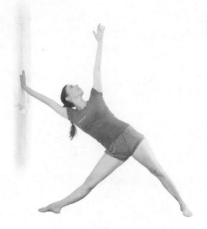

图1　右手撑墙，躯干右侧和右臂形成一条直线

适用 侧角伸展式（Utthita Pārśvakoṇāsana）。

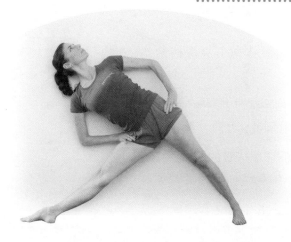

图2　右手放在右腹股沟前侧，将腹股沟向内推

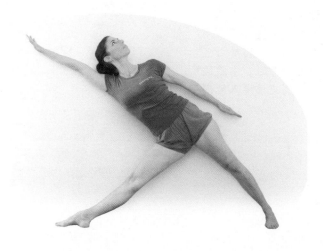

图3　左臂靠近躯干拉伸，防止躯干左侧伸展过度

功效 瑜伽带固定前侧髋关节就位，帮助同侧躯干下端在旋转时的伸展。

右侧做体式（给搭档的指导）：

→ 站在练习者左侧，将1根打开的瑜伽带套在对方骨盆处。

〉握住瑜伽带的两端，在练习者进入体式时温和地拉紧。（图1）

〉右侧瑜伽带用力多一些，以帮助练习者右大腿外旋，右髋关节就位。

◎ 侧弯进入三角伸展式应该始于髋关节，而不是腰部。当练习者向右侧弯时，右腹股沟前侧应该深入地内收。

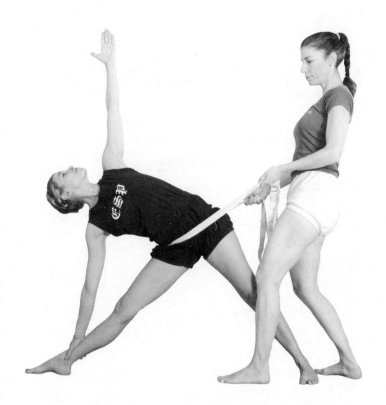

图1 握住瑜伽带两端，在练习者进入体式时温和地拉紧

变体15b　从髋部侧弯：搭档拉腹股沟前侧，稳定后腿

功效　瑜伽带的拉力可以固定练习者前侧髋部的位置，同时阻止大腿后侧向前移动。这有助于练习者的躯干与双腿保持在同一平面内，同时得到拉伸。

此变体比上一个变体深入一些，帮助练习者右臀在内收的同时左大腿向后推。

右侧做体式（给搭档的指导）：

→ 站在练习者左侧，按变体15a的方式放好瑜伽带。

〉 将瑜伽带右端由后向前穿过练习者两大腿内侧，用左手握住。

〉 将瑜伽带套在练习者右臀后侧和左大腿前侧。

〉 在练习者进入体式的同时温和地拉紧瑜伽带。（图1，后视图；图2，前视图）

◎ 拉瑜伽带时一定要小心。要确保练习者的重心在两脚之间，防止其后倾。

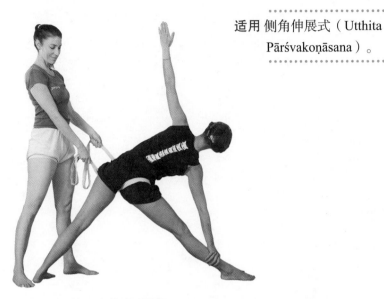

适用 侧角伸展式（Utthita Pārśvakoṇāsana）。

图1 体式后视图

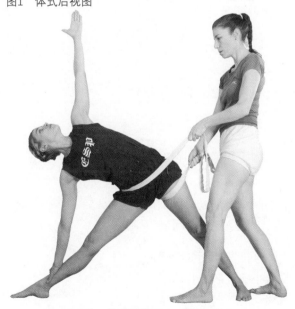

图2 体式前视图

有些人双腿过度柔韧，膝关节容易超伸。在做三角伸展式时，这种超伸的典型表现就是前面的小腿向地面过度塌陷，膝关节被锁住。长此以往，膝盖会因压力过大受到损伤。这些练习者应该学习通过激活大腿肌肉来伸直大腿，同时减轻小腿骨上部的压力。我们首先学习如何激活大腿肌肉，然后学习如何支撑小腿。

变体16　主动工作：前脚掌抵靠墙面

功效　前脚掌抵靠墙面，跖球推墙，能稳定前腿，使膝关节的活动更易被控制。

右侧做体式：

→ 右腿微屈，将身体的重量转移到右脚跖球处。

〉右脚跖球用力下压地面，小腿肚肌肉收向小腿骨。

〉大腿骨上提到骨盆、小腿尽量不向后推，将右腿缓慢伸直。

〉膝盖骨上提，不要向后推。

利用瑜伽砖和墙面的帮助可以加强上述动作：

〉前脚掌跖球抵靠墙面，屈膝。

〉用跖球推向墙面的力量伸直腿。激活小腿肚肌肉，以抵抗小腿向后移动的倾向。（图1）

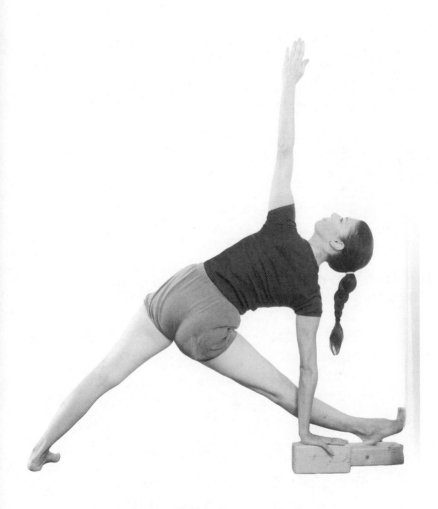

图1 前脚掌抵靠墙面,进入体式

功效　瑜伽砖的支撑可以防止膝关节的过度活动, 帮助激活股四头肌（大腿前侧肌肉）。

右侧做体式:

→ 进入体式, 右腿微屈。将瑜伽砖斜放在小腿肚下, 瑜伽砖上端支撑小腿肚肌肉。

〉右腿伸直, 并将大腿前侧肌肉向后、向上推（推向大腿骨, 并向上推向骨盆）。

〉调整瑜伽砖的位置, 使它能在阻止胫骨下沉的同时保持大腿伸直。（图1）

〉用1块斜木板可以增加瑜伽砖的稳定性。（图2）

◎ 另一个选择是背靠墙, 将1个绷带卷放在后腿的小腿肚和墙面之间。

☼ 股四头肌向大腿骨移动, 并将其拉向骨盆。

适用 加强侧伸展式

（Pārśvottānāsana）。

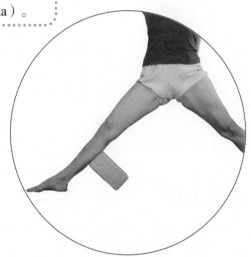

图1 调整瑜伽砖的位置，在阻止胫
骨下沉的同时保持大腿伸直

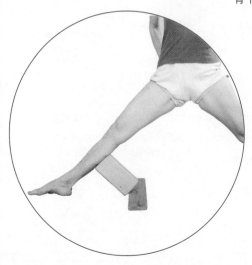

图2 用斜木板增加瑜伽砖的稳定性

以下几个变体可以加强在三角伸展式中上半身的动作。

变体18 转动胸部：上方手负重

功效 上方手负重有助于同侧肩部的活动，也可帮助胸部的转动。肩部僵紧者可利用此变体改善肩胛带的活动。

　　右侧做体式：

　　→ 左手拿 1 块木质瑜伽砖（重一些的）。

　　〉进入体式。左臂向上伸展，向身体后方移动。

　　〉用左臂的移动带动胸部由右向左转动。（图 1）

　　〉胸部转动到位后，头部向上转动，看向天花板。

　　〉在体式中保持一会儿，左臂回到与地面垂直、向上伸展的状态，看向左手。（图 2）

◎ 用1块稍重的瑜伽砖，但小心不要滑落！也可以用其他重量在1~2公斤的物品替代瑜伽砖，如1片小的杠铃片，更容易抓握。

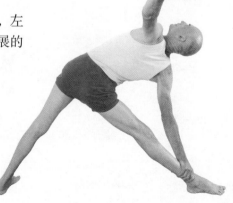

图1　上方手负重，进入体式

☼ 转动胸部，直到躯干两侧都面向前方的墙面。

☼ 放松并柔软双眼、下颌骨和面部。眼球应该位于眼睛的中央，向上的凝视应该放松。眼睛柔软，并向头骨后侧、正对地面的方向沉降。

适用 侧角伸展式（Utthita Pārśvakoṇāsana）。

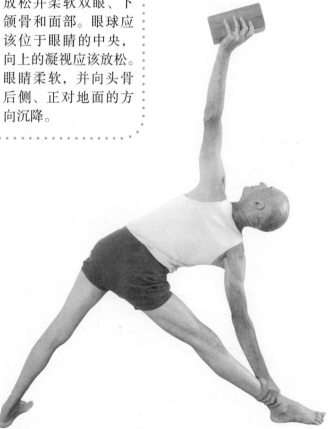

图2 左臂与地面垂直，向上伸展

变体19 转动胸部：双手在背后握住瑜伽椅

功效 瑜伽椅的支撑使练习者可以在体式中保持更久。握住瑜伽椅背能帮助肩部顶端向后转动。瑜伽椅还提供了检查身体对位的参考线。

　　→ 瑜伽椅可以用来支撑并使体式对位，如图1所示。（更多细节请参见《椅子瑜伽习练指南》）。

适用 所有侧向及扭转站立体式。

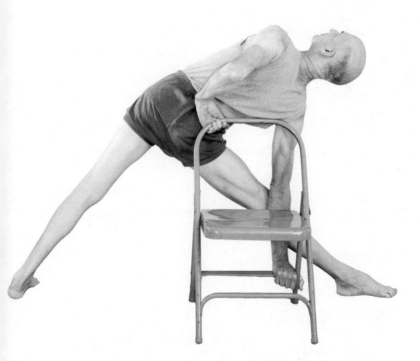

图1 双手在背后握住瑜伽椅

变体20 双肩后旋：下方手掌放在瑜伽砖上

功效 转动手臂，使肱二头肌向外转，肱三头肌向内转，这是一个关键动作，它能使双肩后旋、肩胛骨内收。转动手掌还能加强此动作，并使之更清晰。

右侧做体式：

→ 右小腿后侧纵向放置1块瑜伽砖。进入体式，右臂由内向外转，将右手掌放在瑜伽砖上，手指朝后。（图1）

〉运用右臂的转动带动右肩后旋，肩胛骨内收。

〉胸部由右向左转，眼睛向上看。

> ☼ 体会肱二头肌的由内向外转动，肱三头肌的由外向内转动。
>
> ☼ 右膝关节和右肱二头肌都应该朝向躯干右侧。

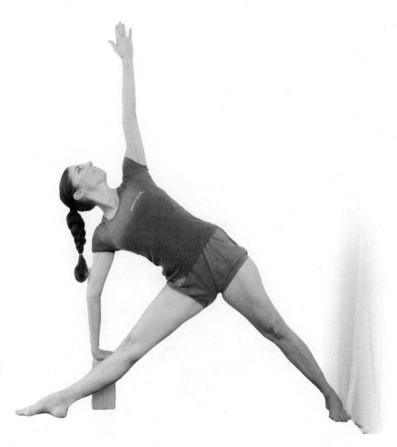

图1　下侧手掌放在瑜伽砖上

变体21 双肩向后移动：双臂置于体后

功效 双臂在体后拉伸可以使双肩向后移动，从而打开胸腔。

在经典的三角伸展式中，双臂伸展时与身体处于同一平面。双臂在体后，双手十指交扣、互抱手肘、一只手拉另一只手、双手呈反祈祷式或者牛面式，都有助于肩部的向后移动。（图1~图5）

☼ 双臂置于体后，在体式中保持一会儿。双臂回到常规位置，依然保持肩部后移和胸腔打开。

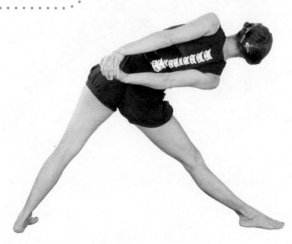

图1 双臂在体后，十指交扣

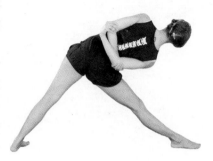

图2 双臂在体后，互抱手肘

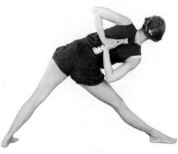

图4 双臂在体后，双手呈反祈祷式

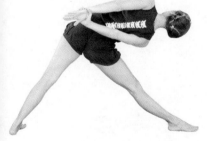

图3 双臂在体后，一只手拉另一只手

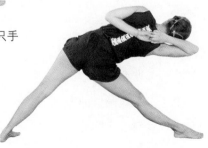

图5 双臂在体后，双手呈牛面式

拉伸上端手臂可以帮助练习者在三角伸展式中打开胸腔。握住瑜伽绳可使这个动作更清晰。

变体22　拉伸上端手臂: 握住瑜伽绳

功效　上端手臂拉瑜伽绳帮助练习者体验并理解上端手臂在胸部打开和转动中的作用。上端手臂的拉伸还可以帮助对侧躯干的延展。

> ☼　学习利用上端手臂来转动并拓宽胸部。

右侧做体式:

→ 站在顶绳下方, 左手握住顶绳。

〉 左臂伸展, 握紧顶绳。

〉 进入体式时, 左手沿顶绳下滑, 但不要松开。左手下滑时要握紧顶绳, 利用摩擦力保持左臂的拉伸。

〉 利用手臂的拉伸将胸部由右向左转。(图1)

〉 保持一会儿后, 左手松开, 左臂垂直向上伸展。

〉 也可以采取同样的方式利用墙绳进行练习。(图2)

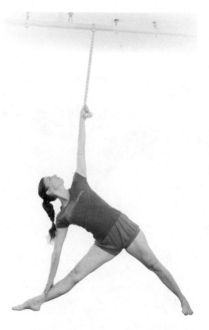

图1　握住顶绳, 进入体式

辅具瑜伽
习练指南

适用 所有手臂上举的站立体式，做战士一式（Vīrabhadrāsana Ⅰ）和战士二式（Vīrabhadrāsana Ⅱ）时，双臂上举，双手握住瑜伽绳。

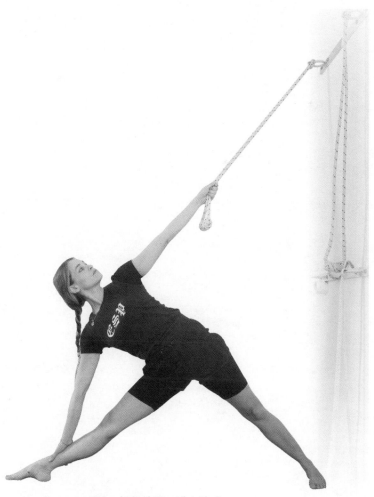

图2　握住墙绳，进入体式

战士二式 （Vīrabhadrāsana Ⅱ）

战士式（战士一式、战士二式、战士三式）与其他站立体式相比耗力更多。在战士式中，身体的重量必须完全由双脚来承担，而没有手臂的支撑。

前三个变体专注于如何屈前腿到90°。其他变体更多关注在进入体式时保持胸腔打开。

⚠ 警告

如果有心脏问题、心悸、胃灼热、腹泻、痢疾等情况，不要练习战士式。

女性如有经血过多或者血崩症也不要进行练习。

很多初学者发现要形成一个直角，也就是小腿和大腿之间呈90°，前面的臀部沉降很困难。下面的3个变体有助于解决这个问题。

变体1　前腿进入直角：瑜伽带套住前腿膝关节到后腿脚跟

功效　瑜伽带的使用可以稳定前腿的膝关节，有助于在将身体的重量转移到后腿的同时同侧臀部沉降，从而减少耗力。它还有助于将股骨头拉回到髋臼中。瑜伽带产生的阻力可以激活后腿肌肉。

右侧做体式：

→ 从左脚到右膝套1根瑜伽带。

〉右腿半屈，调整瑜伽带到右膝盖骨稍下处，拉紧瑜伽带。

〉屈膝到90°，此时瑜伽带应该被绷紧。环扣应在体前适当位置，以便随时调节瑜伽带的长度。

〉检查一下右大腿上端，确保它处于水平位置。

〉左腿拉伸，与瑜伽带的拉力形成拮抗。

〉双臂向两侧伸展，保持此体式1分钟左右。（图1）

☼ 尾骨内收，脊柱向上延展，打开胸腔，呼吸顺畅。

☼ 延长在体式中的停留时间。确保呼吸顺畅，不要急促。

☼ 当头转向右侧时，在心理上将右脑与左掌相连接，左脑与右掌相连接。

☼ 目光柔和，视线越过右手指尖看向远方。

辅具瑜伽
习练指南

适用 战士一式（Vīrabhadrāsana Ⅰ），侧角伸
展式（Utthita Pārśvakoṇāsana）。

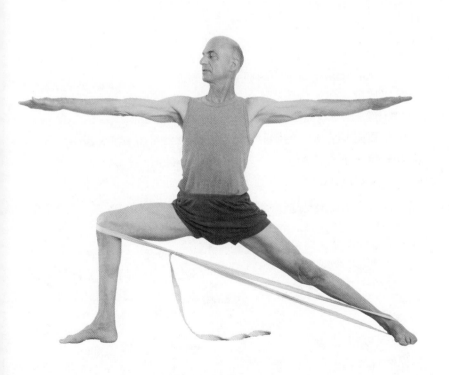

图1　瑜伽带套住前腿膝关节到后腿脚跟，进入体式

变体2   前腿进入直角：瑜伽砖支撑膝关节

功效   瑜伽砖支撑前腿膝关节可稳定前腿，有助于将重量向后腿转移。从而保持后脚稳固压地，同时降低臀部，前腿屈膝到90°。此变体还可帮助检查前腿的顺位：坐骨、膝关节和脚跟都应该和瑜伽砖保持在同一个与地面垂直的平面内。

右侧做体式：

→ 身体右侧朝向墙面，进入体式。屈腿后，右膝离墙面约 25 厘米。

〉 在前腿膝盖前侧和墙面之间纵向放置 1 块瑜伽砖。如果需要，调整前腿与墙面之间的距离，确保在膝关节呈 90° 的同时，瑜伽砖被稳固地推向墙面。

◎ 最好采用较轻的泡沫瑜伽砖或者软木瑜伽砖。如果只有木质瑜伽砖，则用折叠的瑜伽垫或瑜伽毯盖住前脚，以防瑜伽砖滑落而被砸伤。

〉 前侧大腿和瑜伽砖对齐，确保两者都处于水平位置。（图1）

☼ 当屈前腿进入战士二式时，意识专注于臀部的降低，而不是身体的向前运动。要抵抗膝关节前移的倾向。事实上，小腿骨顶端应该向后拉，否则向前的运动会将重量过多地转移到前腿。

☼ 观察右大腿，确保它平行于地面并与瑜伽砖对齐。

适用 战士一式（Vīrabhadrāsana Ⅰ），侧角伸展式（Utthita Pārśvakoṇāsana）。

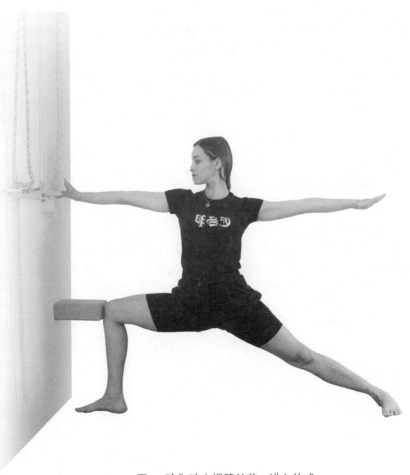

图1　瑜伽砖支撑膝关节，进入体式

变体3　减轻肌肉耗力：臀部落于瑜伽椅上

功效　在以上三个变体中，辅具承担了身体的大部分重量。双腿负荷降低后，肌肉的耗力也相应减轻，练习者可以在体式中保持更长时间，并有机会关注体式中的一些细节。右侧做体式时，左腿拉伸，后移；右膝由内向外转，确保其弯曲90°；建立骨盆的宽度，下腹部上提，胸部由右向左转动。

瑜伽椅的支撑减轻了肌肉的耗力，从而使练习者能体验体式带来的强烈拉伸。

右侧做体式：

→ 双腿分开，把瑜伽椅放到体前，右大腿与椅座前缘对齐。

〉右腿外转，拉瑜伽椅靠近右腿。

〉屈右腿，调整瑜伽椅的位置，使之支撑右臀和右大腿。

〉握住椅背，用手臂的力量将胸部由右向左转，同时将其上提。（图1）

将瑜伽椅拉近躯干，有助于大腿的分开和腹股沟内侧的打开。

〉如果瑜伽椅的椅座低于膝关节后侧，可在椅座上放置1条折叠的瑜伽毯，或者1块泡沫瑜伽砖。（图2）

增加瑜伽椅的高度可帮助腹股沟僵紧者打开腹股沟，伸直后腿。

适用　侧角伸展式（Utthita Pārśvakoṇāsana），战士一式（Vīrabhadrāsana Ⅰ）。

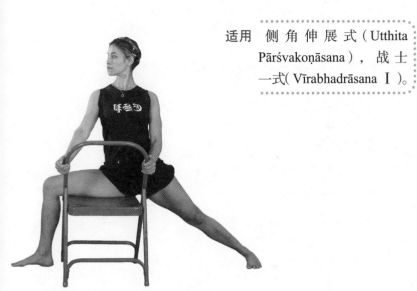

图1　臀部落于瑜伽椅上，进入体式

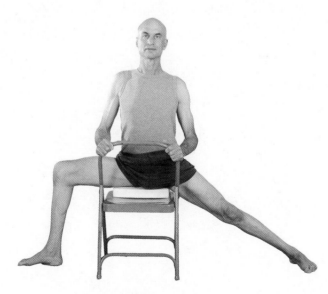

图2　垫高椅座，进入体式

在战士二式中，胸部应该在骨盆正上方，与骨盆位于同一个与地面垂直的平面内。接下来的变体有助于防止练习者躯干向前腿方向倾斜。

变体4a　激活后方手臂: 后方手掌撑墙

功效　后方手臂向墙面的方向伸展，手掌撑墙，可以激活后方手臂，并确保躯干不会向前腿方向倾斜。

右侧做体式:

→ 左脚外侧抵靠墙面，双臂向两侧伸展，左手撑住墙面。在这一阶段，左臂上抬一点。(图1)

⟩在屈右腿进入体式的同时，左手保持撑住墙面，并沿墙面向下滑动。(图2)

☼ 学习伸展后方手臂，后方手掌不要离开墙面。

☼ 当屈腿进入体式时，将后腿股骨头插入髋臼，在这里躯干侧面上提找腋窝，再从腋窝找手掌。

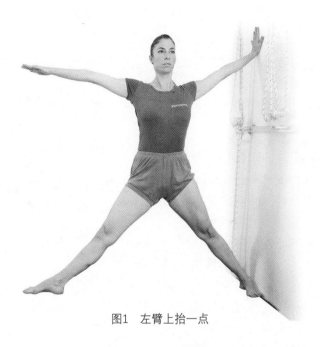

图1　左臂上抬一点

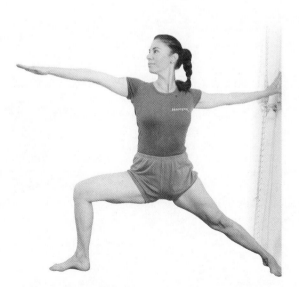

图2　左手保持撑住墙面，并沿墙面向下滑动

变体4b 胸部在骨盆正上方: 后方手握住墙绳

功效 后方手握住墙绳有助于在屈前腿时保持躯干垂直，改善髋部和腹股沟的柔韧性，打开胸腔。

将身体的重量均衡地分配到双腿是站立体式的挑战之一。开始时身体的重量会倾向于向前腿转移。尤其是类似于战士二式这样的前腿屈曲的体式更是如此。后方手拉着墙绳有助于将重量向后腿转移。身体重量由双腿均衡承担可使体式变得轻盈，从而可在体式中更放松、更持久地保持。此变体可充分说明后方手在体式中的重要性。

◎ 任何牢固的，可以用来拴瑜伽绳的物品都可以用来替代墙钩。

☼ 屈右腿时，不要让胸部向右侧倾斜。左侧腋窝应位于左髋的正上方。

右侧做体式:

→ 身体左侧朝向墙面，左手握住墙绳。

〉屈腿进入体式时，左手沿着墙绳下滑。左手下滑时，要握紧墙绳，保持与墙绳拉力的拮抗，以保持左臂的伸展。

〉在体式中保持一会儿，然后松开墙绳。再继续保持体式 40 ～ 60 秒。

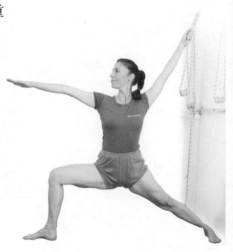

图1 后方手握住墙绳，进入体式

变体5 胸部在骨盆正上方：搭档握住后方手臂

功效 与前一个变体类似。搭档可以调整拉力以提供足够的拮抗力，还可用脚抵住练习者的后脚，从而阻止其向后滑动。

此变体和前一个相似，只是搭档握住练习者后方手臂向后拉来替代墙绳。搭档还可用脚抵住练习者的后脚。（图1）

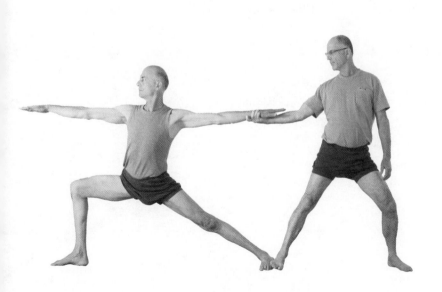

图1 搭档拉住练习者后方手臂，进入体式

战士二式对于学习手臂、肩胛骨和肩部的动作很有效。双臂向两侧伸展可拓宽胸部，双臂向上伸展可提起胸部。

变体6　上提胸部：手持瑜伽砖

右侧做体式：

→ 四肢伸展式（Utthita Hasta Pādāsana）站立，手指交扣或者握1块瑜伽砖。双臂伸展向上。

〉右腿向外转，进入体式。（图1）

〉确保在右侧臀部沉降时，不要缩短躯干。双臂持续向上伸展，以保持脊柱的长度和胸部的上提。

图2～图5演示了如何运用三角伸展式（Utthita Trikoṇāsana）中介绍的4个变体。

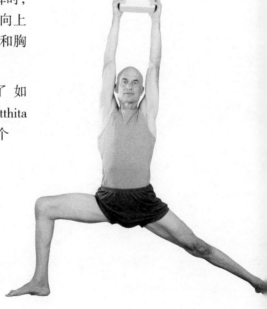

图1　手持瑜伽砖

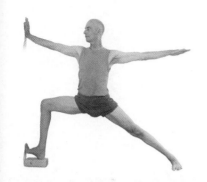

图2　前脚放在瑜伽砖上，手掌撑墙

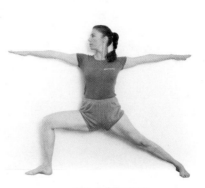

图3　背部靠墙

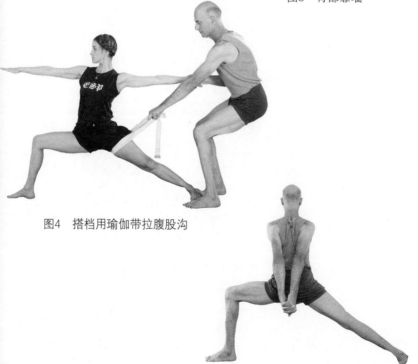

图4　搭档用瑜伽带拉腹股沟

图5　双臂在体后，十指交扣

战士一式（Vīrabhadrāsana Ⅰ）

在战士一式中身体侧转90°。后腿是体式的根基，应该强壮、稳定。同时，躯干应该上提并从其根部前移。此体式可拉伸连接躯干和后腿的肌肉。这些肌肉通常是僵紧的，脊柱被后腿牵拉，结果是下背部受到挤压。战士一式可以拉伸后腿的肌肉，使其获得足够的长度，背部因此而不那么脆弱了，可以为后弯体式做准备。B. K. S.艾扬格过去常说，掌握战士一式是理解后弯的关键。要知道后弯练习对背部的健康非常有益，但是后弯动作的起点必须是正确的。

☼ 战士一式是一个颇具挑战性的体式。学生们经常问："什么更重要？是保持后方脚跟踩地，还是转动骨盆90°？"我的回答是，凡是拉伸都是两端之间的拉伸。在战士一式中，拉伸最终是通过在脚跟持续压地的同时转动骨盆来获得的。放弃其中任何一个都将丧失拉伸，体式也得不到任何进展。瑜伽练习没有捷径！只有坚持，智性，耐心！不过，在学习阶段，练习者可以一次只专注于其中一个动作。

如果你有高血压或者心脏问题，不要练习这个体式。

在战士一式中转动躯干时骨盆两侧必须对齐。也就是说，面对墙面时，骨盆两侧要与墙面等距。通常这种转动方式首先在加强侧伸展式（Pārśvottānāsana）中教授。但在战士一式中这个动作更具挑战，因为双腿分开的距离更大，而且前腿是弯曲的。接下来的变体有助于在战士一式中转动后腿和躯干。

变体1a　体侧对位：腿向后撤，进入体式

功效　以此方式进入体式时，不需要将躯干转向一侧，因为在起始位置躯干已经就位，练习者要做的就是在腿向后撤时躯干保持原有方向。这比经典体式中要求的先将两腿分开再将躯干转向一侧更容易一些。练习者可以从中体验到最终体式所要求的躯干的完全侧转。

右侧做体式：

→ 山式站立，双手置于髋部，肘关节后移，大拇指靠近尾骨，其他手指扶臀。

〉 保持身体朝前，左腿向后撤一大步。注意，左侧骨盆不要随之后移。用双手检查一下，骨盆两侧都保持朝向前方。（图1）

〉 用大拇指推尾骨内收，其他手指推臀肌（臀部）向下伸展，左侧臀部向外拓宽（远离尾骨）。

〉 屈右腿，使大小腿呈90°，手指不要离开髋部，去感觉尾骨、臀部和腰部的位置。

〉 双臂上举，抬头向上看。在体式中保持一会儿。

◎ 为了激活后腿的脚跟，你可以在脚跟下放1块斜木板并踩住它。（图2）

适用 加强侧伸展式（Pārśvottānāsana）。

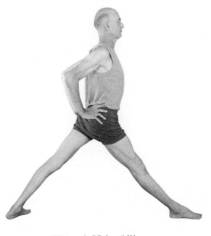

图1 左腿向后撤

☼ 将两侧髂嵴（两侧盆骨的前缘）想象成汽车的两个前灯。保持躯干的正位，使前灯照向正前方。即使你已经向后撤腿，前灯的方向始终不变。抵抗髂骨向下、转向后腿的趋势。

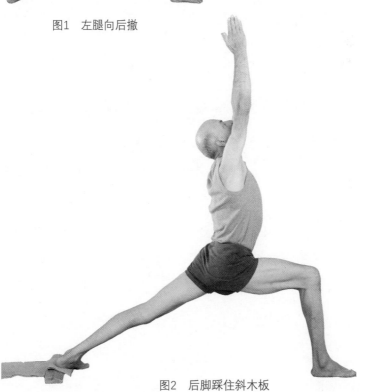

图2 后脚踩住斜木板

变体1b   侧转：从站立飞机式进入

功效   在站立飞机式中，双臂向两侧伸展，有助于躯干的转动和上提。

→ 进入站立飞机式（Vimānāsana），检查胸部和双臂是否在一条直线上，与面对的墙面平行。（图1）

〉 检查骨盆是否已经完全转正，并朝向面对的墙面。

〉 双肩、双臂向后转。双臂上举，抬头向上看。

☼ 检查双掌，确保它们在一条直线上。

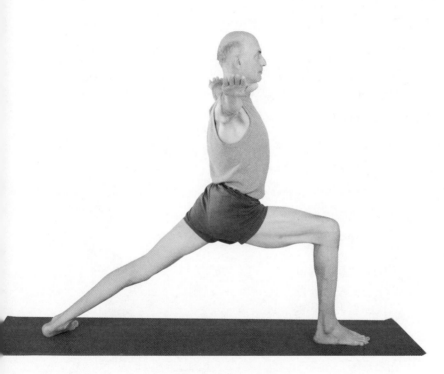

图1　进入站立飞机式

变体2　打开胸腔：瑜伽带套住后腿处上拉

功效　上拉瑜伽带有助于后腿伸直和大腿内旋。还可帮助背部内凹，胸腔打开，双臂拉伸。

右侧做体式：

→ 在左侧腹股沟或者左侧膝关节上方套1根瑜伽带，调整瑜伽带环扣的方向和位置，有助于大腿内旋。

〉双腿分开，左腿向内转，右腿向外转。也可以如变体1a所述，左腿后撤。

〉从腿内侧由身后握住瑜伽带自由端。

〉拉紧瑜伽带，使左大腿内旋(大腿外侧应该向前转)。(图1)

> ☼ 用双腿帮助骨盆正位：左髋向前推，右大腿外侧向后移，直到两侧髂骨位于一个平面。

〉屈腿，进入体式。在这个过程中持续拉紧瑜伽带。（图2）

◎ 如果后侧脚跟不能稳固地踩地，用1块瑜伽砖或者斜木板、墙面等做支撑（可参见变体4）。

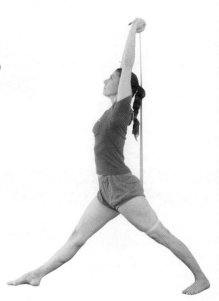

图1　拉紧瑜伽带，使左大腿内旋

适用 战士三式（Vīrabhadrāsana Ⅲ），加强侧伸展式（Pārśvottānāsana）。

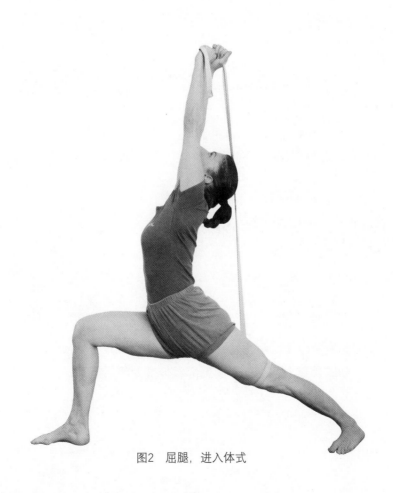

图2 屈腿，进入体式

变体3 背部内凹：双手撑墙

功效 墙面的支撑有助于体式的稳定，并提供了一个参考平面。有助于双肩后移，胸部上提和转动。墙面提供的拮抗力可以帮助尾骨内收。

右侧做体式：

→ 面对墙面，右脚脚趾抵墙。左腿向后撤，保持骨盆和胸部与墙面平行。

〉 屈右腿，手指撑墙。确保双手与身体的中线等距。

〉 通过手指推墙来提起并转动胸部；双肩向后转，抬头向上看。

〉 可以将1块泡沫瑜伽砖横向放置在右膝和墙面之间支撑右膝。（图1）

☼ 学习将尾骨收向骨盆，下腹部上提，腰椎后移（远离墙面）。

☼ 在抬头之前，先将脸颊骨骼上提，通过此动作带动胸骨更多地上提以及颈部的伸展。然后抬头，在头脑中观察背部中央。双眼柔和，前额放松。

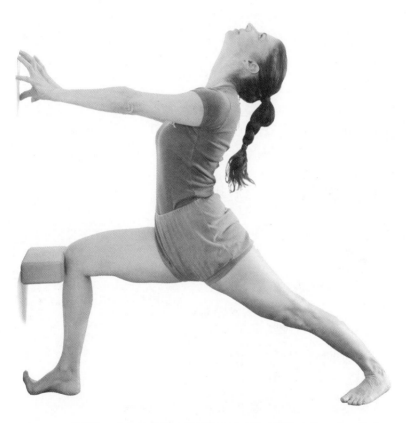

图1　双手撑墙，将泡沫瑜伽砖横向放置在右膝和墙面之间，进入体式

变体4   激活后腿：支撑脚跟

功效   此变体对体式的中间阶段
特别有帮助。它可使练习者保持
在后腿伸展的同时转动骨盆。墙
面的支撑为体式提供了稳定性，
有助于练习者将注意力带到后
腿。下背部疼痛者可以将后脚脚
跟抬起抵墙面练习。（图1）

很多人发现很难在转动骨盆
到90°的同时保持后脚脚跟踩实
地面。在学习阶段，后脚脚跟可
以踩在一个垫高的表面上以解决
上述问题。根据具体情况可选择
瑜伽砖、斜木板或是以墙面支撑
后脚脚跟。

右侧做体式：

→ 后脚脚跟放在瑜伽砖、墙
面（图1）、或者斜木板（图2）上。
右腿向前迈，屈右腿，进入体式。

〉 通过后脚脚跟下踩和髋关
节的前移保持后腿的拉伸。

〉 后脚脚跟逐渐下落，直到
可以落于墙根。（图3）

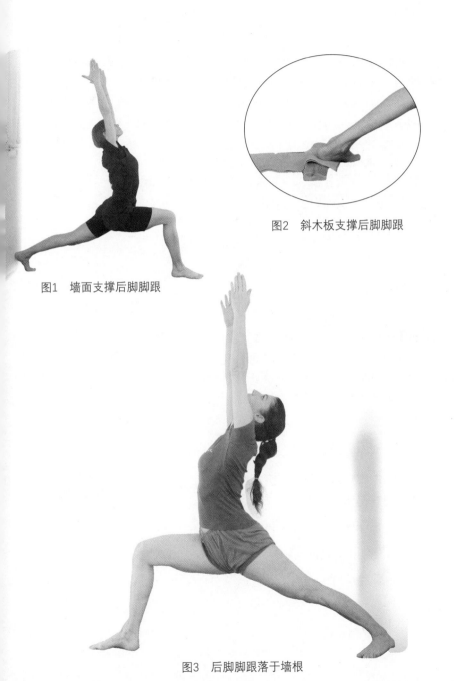

图1 墙面支撑后脚脚跟

图2 斜木板支撑后脚脚跟

图3 后脚脚跟落于墙根

功效　瑜伽椅承担了身体的重量，使练习者能以较少的负荷保持体式，从而有余力关注具有挑战性的动作，例如，保持后腿的拉伸、骨盆的转动、脊柱的向上伸展、胸部的上提。经过不断练习，腹股沟前侧将被拉长，使完成难度更大的动作变成可能。

右侧做体式：

→ 面向瑜伽椅站立，右腿穿过椅背。

〉 屈右腿到90°，右臀落于椅座上。如果需要，可在椅座上铺放1条折叠的瑜伽毯或1块泡沫瑜伽砖调整椅座的高度（可参见战士二式变体3）。

〉 左脚脚跟抬起，左腿和左骨盆由左向右转动。尾骨收向骨盆。

〉 左臀远离尾骨，左腹股沟前侧向前找椅座。

〉 握住椅背使胸部上提，保持正位，即在骨盆正上方，正对椅背。

〉 保持肩胛骨内收，通过推椅背来向后转肩，然后抬头，向上看。（图1）

◎ 练习者也可以将后脚脚跟抵靠墙面，有助于骨盆向前转，同时保持后腿的拉伸。

适用 战士二式（Vīrabhadrāsana Ⅱ），侧角伸
展式（Utthita Pārśvakoṇāsana），侧角扭
转伸展式（Parivṛtta Pārśvakoṇāsana）。

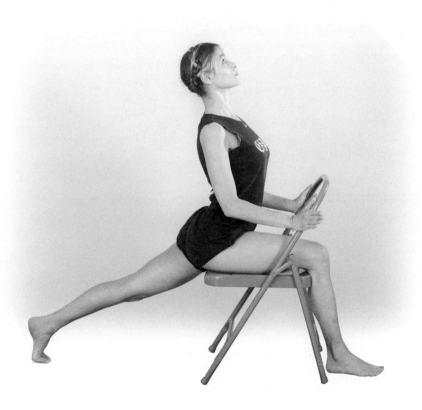

图1 瑜伽椅支撑前方大腿

变体6　内收尾骨：耻骨抵靠墙的转角

功效　此变体颇具挑战性，可使练习者真正体会到从尾骨处转动骨盆，感觉耻骨向前和向上移动的幅度，并且检查骨盆和腹部的向前转动是否充分。

当屈腿进入体式时，骨盆应该从其底部向前转动。这意味着向前的运动应该从尾骨开始，脊柱和耻骨应该前移、上提。抵靠四棱柱可以更好地感觉到耻骨的位置。

右侧做体式：

→面对四棱柱的转角站立，右腹股沟内侧与右墙面对齐。

〉用1块瑜伽砖支撑左脚脚跟。

〉右腿前移，右腿内侧接触墙面。左腿后撤，拉伸，脚跟下压瑜伽砖。

〉屈右腿，进入体式。右腿沿墙面下滑时，大腿内侧推墙面，与之保持拮抗。保持尾骨前移，耻骨左侧找墙面。（图1）

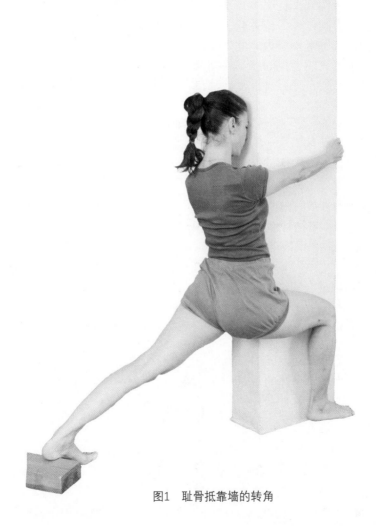

☼ 一旦练习者学会以上要领，就尝试撤掉后脚脚跟的支撑重复此动作。

图1 耻骨抵靠墙的转角

变体7 体验轻盈：搭档上提两侧腹股沟

功效 在战士一式中，内脏器官容易下垂，尤其是位于后腿一侧的器官。搭档用瑜伽带（或瑜伽绳）上提两侧腹股沟可以帮助练习者从腹股沟处上提躯干，从而使内脏器官归位并保持柔软，体式会变得几乎毫不费力。此处获得的躯干从底端上提的感觉将指导练习者在独自练习时重复此动作。

屈腿，进入战士一式，重点是要保持腹股沟内侧的高度，即保持其上提。这样可使上半身得到更自由的伸展。这个上提的动作可以由2位搭档帮助习得。

给搭档的指导：

→ 在练习者两腹股沟内侧分别套1根瑜伽带（或瑜伽绳），然后向斜上方提拉。

〉 当练习者屈前腿时，提拉的力量与练习者身体的重量应保持拮抗，帮助其上提腹股沟。（图1）

◎ 2位搭档的用力应该均衡。

〉 在体式中保持一会儿后，缓慢松开瑜伽带。让练习者独自在体式中再保持一会儿。

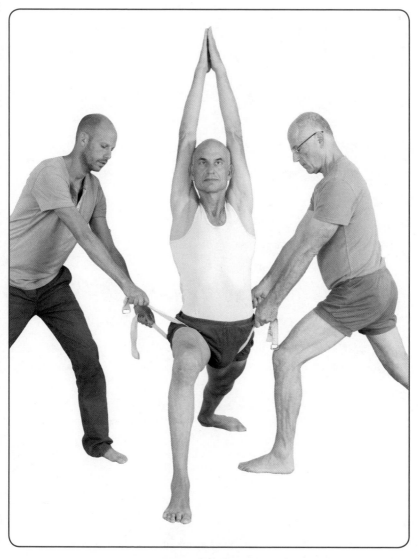

图1　搭档上提两侧腹股沟

在战士一式中，必须借助双臂上举来上提躯干并打开胸腔，从而避免对下背部造成的压力，在体式中保持呼吸的顺畅。以下几个变体有助于强化双臂，使上半身后弓。

变体8　激活双臂：瑜伽带套住肘部

功效　双臂与瑜伽带的拮抗有助于双臂向上伸展。此变体对于那些手肘难以伸直、双肩难以后转、肩胛骨难以内收者特别有效。对那些双臂较弱者也有益。

右侧做体式：

→ 双腿分开。双肘套1根瑜伽带，调整到与肩同宽。

〉双臂上举，肘关节外侧骨骼外展，绷紧瑜伽带，双臂内侧由肩部向手掌方向伸展。

〉躯干转向右侧，屈腿，进入战士一式。（图1）

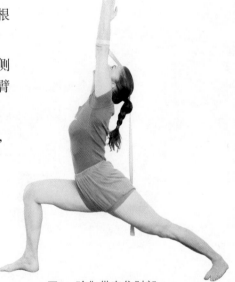

图1　瑜伽带套住肘部

适用　战士二式（Vīrabhadrāsana II，练习时双臂向上伸展）、战士三式（Vīrabhadrāsana III）。

变体9　激活双臂：双掌根夹瑜伽砖

功效　双掌根推瑜伽砖可激活双臂，加强双臂的力量。它还可以稳定双肩，有助于手臂的拉伸。

→ 双掌根夹瑜伽砖（参考手臂上举式变体2）。

〉双腿分开，双臂上举，掌根推瑜伽砖。

〉屈腿，进入战士一式，保持双臂上举，掌根推瑜伽砖。（图1）

◎　也可以将变体8、变体9结合起来，在肘部套瑜伽带的同时双掌根夹瑜伽砖。

图1　双掌根夹瑜伽砖

适用　战士二式（Vīrabhadrāsana Ⅱ，练习时双臂向上伸展）、战士三式（Vīrabhadrāsana Ⅲ）。

功效 以这种方式来做此体式很美妙。脊柱保持了相当的长度，胸部也能保持敞开。强烈推荐受下背部疼痛困扰者练习它，对于孕期女性，这也是很好的练习方式。胸腔被完全上提并打开，这能促进舒缓、充分的呼吸。

右侧做体式：

→ 站在顶绳的正下方，右腿向前跨，左腿向后撤。

〉确保身体中线正好在顶绳下方。微抬脚跟，握住顶绳的高处。当你放低脚跟返回地面时不要松开顶绳，这将启动身体向上的拉伸。

〉屈右腿，进入体式，同时后腿向后滑。在臀部下落的同时，双手一直轻轻握住顶绳，慢慢滑落。

〉双肩向后转，肩胛骨内收，抬头向上看。在最终体式中要保持握住顶绳以使躯干上提。（图1）

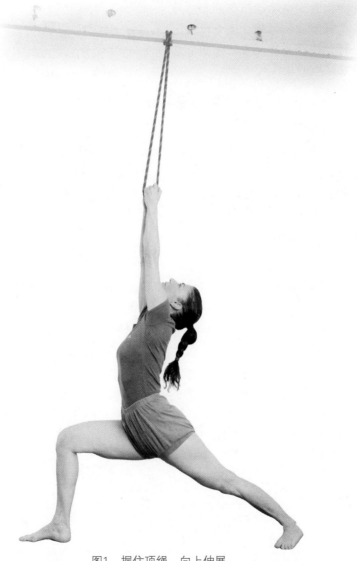

图1　握住顶绳，向上伸展

变体11 内收胸椎：双臂置于背后

功效 双臂置于背后可帮助双肩
后转，肩胛骨内收，并将胸椎向
胸腔内收。这些动作有助于练习
者打开胸腔。另外，还可以稳定
手臂，使练习者能专注在腿部和
骨盆区域的动作。

→ 以身后合掌来做体式（反转祈祷式，Paścima
Namaskārāsana）。（图1）

双臂也可呈牛面式（Gomukhāsana）、背后互
抱手肘式（Paścima Baddha Hasta），以及背后手指
交扣式（Paścima Baddhaṅgulāsana）（参见三角伸
展式变体21）。

适用 大部分站立体式。

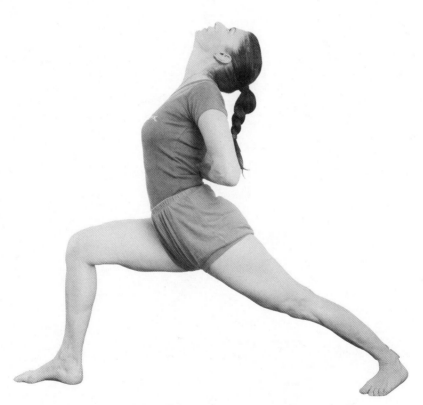

图1　双臂置于身后，双手呈反祈祷式

战士三式 （Vīrabhadrāsana Ⅲ）

此体式需要平衡和力量。接下来的几个变体可以提高身体机能，为独立完成这个颇具挑战的体式做准备。

☼ 想象你在水中，水平面位于腹股沟前侧。在进入体式时，就好像俯卧在水面上，腹部漂浮在水面。肩胛骨内收，仿佛要将胸部浸入水中。肱三头肌延展、上提，视线沿水平面看向前方。运用这种方式练习，战士三式甚至也能变成一个冥想体式！

功效　此变体可加强双腿，有助于学习下半身的正确对位。墙面的支撑可为体式提供稳定，使练习者更容易获得平衡，专注于双腿和骨盆的动作。

战士三式的第一个挑战就是单脚平衡，墙面支撑双手是学习平衡的一种简单方式，它还可帮助加强站立腿，拉伸抬起腿。

右侧做体式：

→ 手指撑墙，与骨盆同高，进入半站立前屈式（Ardha Uttānāsana）。（图1）

〉左腿抬起，向正后方伸展。抬腿的动作应该从髋关节开始。骨盆两侧保持同高。

〉 左大腿内旋。左侧臀肌（臀部）向外拓宽，远离骶骨，并向脚跟方向伸展。

〉 左腿内侧从腹股沟向脚跟内侧方向伸展，并保持与地面平行。

〉 右大腿（站立腿）前侧肌肉收向骨骼，大腿外侧收紧并上提。

〉 肩胛骨内收，看向墙面。（图2）

〉 在体式中保持一会儿后，尝试将手指离开墙面，并保持体式的平衡。

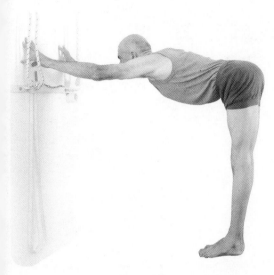

图1　手指撑墙，与骨盆同高

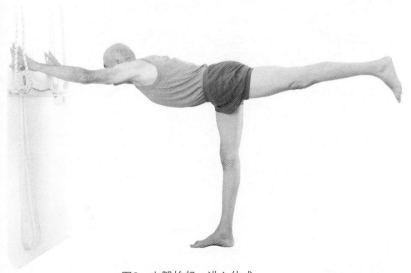

图2　左腿抬起，进入体式

> 也可将手腕或小臂外侧放在椅背上（图 3），或者握住 1 根固定的横杠或支架。

> 一旦进入体式，就可以尝试将手臂抬离椅背，并保持平衡。

> 还可以在搭档的帮助下来做这个变体。（图 4）

给搭档的指导：

> 一旦感觉到练习者稳定了，就逐渐减少给予对方的支撑，最终让其独立保持平衡。

☼ 在战士三式中，身体的大部分都不在练习者视野之内，因此很难直接检查自己是否对位。可以请搭档帮助并做出调整。例如，搭档可以帮助练习者将抬起腿调整到正确的位置上，帮助其找到骨盆的正确对位，以及伸展抬起腿侧的臀部等。

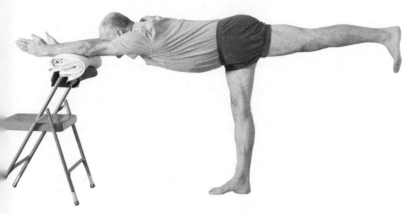

图3 小臂外侧放在椅背上

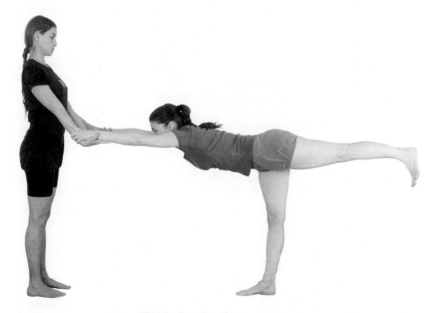

图4 搭档帮助，进入体式

功效　椅背支撑骨盆，骨盆与椅背的接触可以使练习者感知骨盆两侧是否同高。它还可支撑起整个体式。如果再加上墙面对双手的支撑，此体式就具有了疗愈作用。

在战士三式中，骨盆对位并保持是一个巨大的挑战。椅背支撑骨盆可以为体式提供稳定性和方向感。

右侧做体式：

→ 将椅背朝向自己，靠在腹股沟前侧。

◎ 如果椅背顶端比腹股沟前侧低，可在上面铺上一条或几条瑜伽毯来加高它。

〉身体前倾，盆骨抵住椅背，握住椅座。

〉双臂向前伸展。

〉左腿抬起，向后伸展。

〉可以将此变体和前一个变体结合，双手撑墙（图1），或者放在其他合适的支撑物上。

☼ 抬起腿一侧的臀部容易收缩并向上翻转。学习将其向脚跟方向伸展，并向远离尾骨的方向拓宽。

◎ 个子高的练习者可能更喜欢将瑜伽椅折起来，以提升支撑高度。（图2）如果瑜伽椅容易张开，可用1根瑜伽带捆绑住椅腿，防止其因受到身体的压力而滑开。

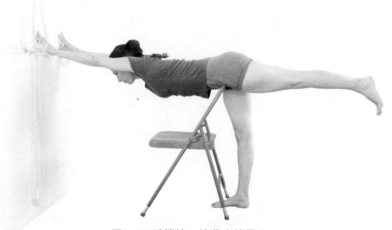

图1　双手撑墙，椅背支撑骨盆

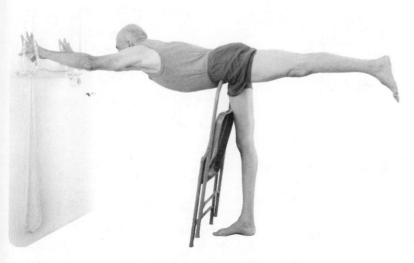

图2　将瑜伽椅折起来，提升支撑高度

变体3 抬起腿对位：双手落于瑜伽砖上

功效 双手获得支撑，使我们能专注于抬起腿的对位和拉伸。

此变体是战士三式更高级的准备，可用于检查骨盆的对位。

> ☼ 通常辅具可以降低体式的难度，但有时也可反其道而行之！失败的教训教给你的远胜于成功的经验。尝试双臂向前伸展，可明晰站立腿的动作：站立腿的大腿前侧应该用力向后推，同时，大腿外侧应该收紧并上提。即便你将后脚蹬墙面时依然不能保持平衡，但还是能从中学习这些动作。

右侧做体式：

→ 在体前纵向摆放2块瑜伽砖，进入半站立前屈式（Ardha Uttānāsana），双手放在瑜伽砖上。瑜伽砖应该正好放在双肩下方。（图1）

〉 低头，左腿抬起。检查一下身体前侧，看左腿是否平行于地面，大腿前侧和脚趾是否朝下，骨盆两侧是否同高。

〉 抬起头和双臂，双手合十于胸前呈祈祷手印（Namaskar Mudra）。（图2）

〉 然后，双臂向前伸展，进入体式。（图3）为了保持平衡，加强左腿的拉伸。

如果身体难以平衡，可用墙面支撑后腿：

〉 背对墙面，与墙面保持适当距离，进入半站立前屈式，双手落于瑜伽砖上。

〉左腿抬起，进入战士三式，脚掌蹬墙。调整脚掌与墙面之间的距离，当左腿脚掌蹬墙面时右腿应与地面垂直。

〉 检查一下身体，使躯干平行于地面。然后上身抬起向前伸展，进入体式。（图4）

〉尝试抬起双手，向前伸展。

享受身体跌落、失去平衡的乐趣吧！失败乃成功之母！

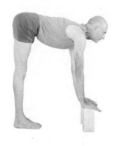

图1　进入半站立前屈式

☼ 后腿从大腿开始抬起，脚踝沉重。

☼ 专注于足弓！从足弓中线开始伸展脚掌，向前找脚趾，向后找脚跟。这将保持后腿的活跃，从而有助于保持体式的平衡。

☼ 专注于后脚的足弓，就不会失去身体的平衡。

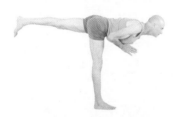

图2　双手胸前合十

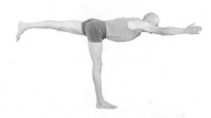

图3　双臂向前伸展，进入体式

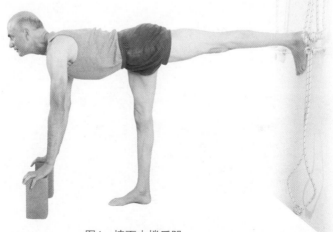

图4　墙面支撑后腿

变体4 收紧站立腿：瑜伽带捆绑脚跟到骨盆

功效 瑜伽带的捆绑有助于腿部和骨盆的收紧。还可帮助稳定站立腿，使练习者在体式中保持平衡。

右侧做体式：

→ 用瑜伽带捆绑右脚脚跟到骨盆。屈腿，拉紧瑜伽带。（图1）

◎ 具体方法参见站立前屈式变体6，但这里，只是捆绑右脚脚跟。

〉 如前一个变体所示，从半站立前屈式进入体式。

〉 抬起左腿，进入战士三式。（图2）

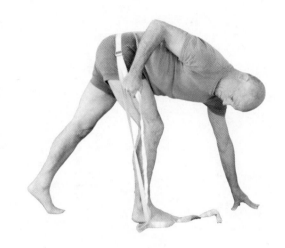

图1 瑜伽带捆绑脚跟到骨盆

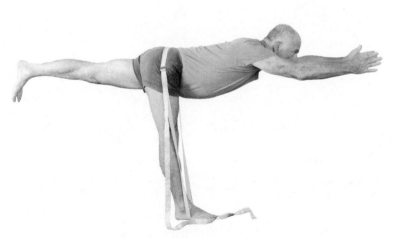

图2 抬起左腿，进入体式

变体5　水平拉伸：从手臂上举式进入

右侧做体式：

→山式站立，双臂上举，进入手臂上举式（Ūrdhva Hastāsana）。（图1）

〉同时放低躯干并抬起左腿（图2），直到身体平行于地面。（图3）

☼ 想象有一个与髋同高的水平面，而你的身体俯卧在上面。

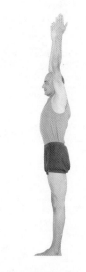

图1　进入手臂上举式

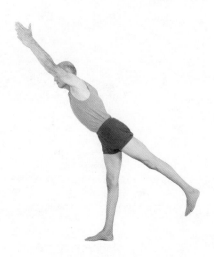

图2　同时放低躯干并抬起左腿

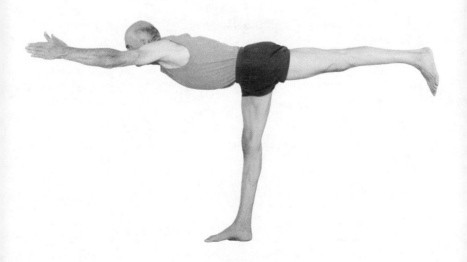

图3　身体平行于地面

变体6　打开胸腔：瑜伽带在身后套住双臂

功效　双臂在身后套上瑜伽带，固定并伸展手臂，有助于双肩向后转，打开胸腔，使练习者更易于在体式中保持。

　　瑜伽带的使用方法可参见战士一式变体 8。

　　进入体式，在体式中保持。（图 1）

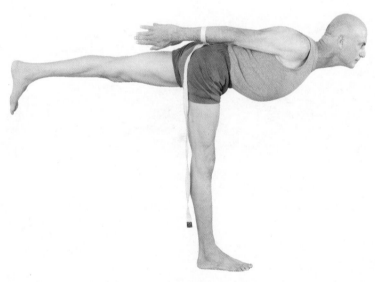

图1　瑜伽带在身后套住双臂，进入体式

变体7　稳定体式: 瑜伽带套住后腿，双手向前拉

功效　后腿捆绑瑜伽带，双手向前拉，使保持体式变得更加容易。它还有助于双肩向后转，打开胸腔。

瑜伽带的使用方法可参见战士一式变体 2。

进入体式，在体式中保持。（图 1 ）

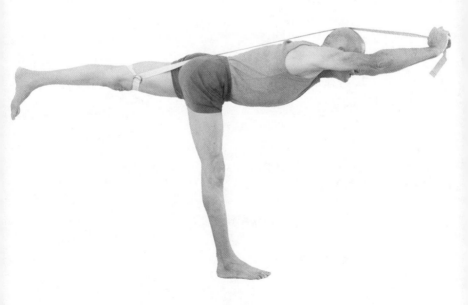

图1　瑜伽带套住后腿，双手向前拉，进入体式

适用 战士一式（Vīrabhadrāsana Ⅰ），加强侧伸展式（Pārśvottānāsana）（瑜伽带可引导正确的对位）。

变体8　漂浮感: 握住墙绳

功效　握住墙绳可以很好地打开肩部，也有助于胸腔的上提和打开。身体仿佛飘浮在空中，练习者可以毫不费力地在体式中保持。

如果有位于高处的墙绳，就能令练习者在战士三式中"漂浮"起来。

→ 握住 2 根墙绳，离墙适当距离站立。

〉躯干前屈，同时抬起左腿。

〉左脚蹬住墙，脊柱向前伸展，目视前方。（图 1）

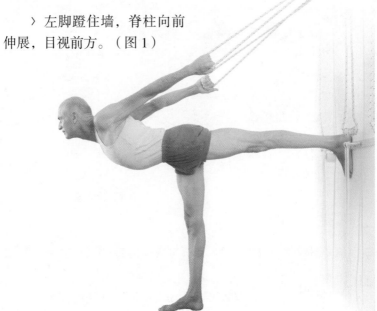

图1　握住墙绳，进入体式，体会"漂浮"感

变体9　疗愈性体式：双手撑墙，后腿落于瑜伽凳上

功效　墙面和瑜伽凳承担了身体的负荷，因此能更容易地保持体式，改善身体的对位。孕期女性应该练习此变体。

在此变体中，墙面和瑜伽凳为身体提供了完全的支撑，因此，将一个具有挑战性的体式转变为疗愈性的、放松的体式。

◎　瑜伽凳应该与抬起腿的高度匹配。如果高度不够，可在其上铺几条瑜伽毯（图1）；如果太高，练习者可站在瑜伽砖上进行练习。

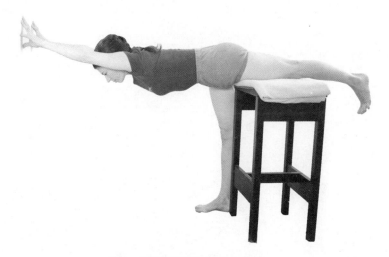

图1　后腿落于瑜伽凳上，放松

加强侧伸展式
（Pārśvottānāsana）

　　Pārśva的意思是侧面，这个体式的挑战所在是侧向转动身体90°，并在前屈时使骨盆均衡对位。战士一式变体1演示了侧向体式的进入方式，同样适用于加强侧伸展式，它对学习侧转很有用。我们在这里演示了一些其他针对加强侧伸展式的变体。

变体1 重心转移到后腿：双手推墙

功效 墙面可以帮助练习者将身体的重量转移到后腿，并找到骨盆的正确对位，双手推墙也可帮助后脚脚跟下踩，使后腿的小腿肚肌肉得到充分伸展。前腿伸直时如果手难以触地则可以将手推墙（或者用瑜伽砖支撑双手）。

右侧做体式：

→ 面对墙面，山式站立，离墙面约60厘米。

〉 左腿向后撤。身体向上伸展，然后前屈，手指尖撑墙。

〉 目视前方，双手应等高，并与身体中线等距。

〉 双手推墙，左脚脚跟结实地下压地面。左脚外侧踩地，左大腿由外向内转。

〉 两大腿前侧均向后推，向上找骨盆。（图1）

〉 在这里保持一会儿后，双手下移，落于右脚两侧，距离相等。（图2）

◎ 只有在左脚脚跟能压地，双腿伸直时才可这样做。如果需要，可用瑜伽砖支撑双手。

〉 背部内凹，胸部前移，然后身体前屈，头落于小腿上。（图3）

为了确保换到左腿时，双腿距离保持不变，可以用下面的方式换腿：

〉 双手放在右脚两侧，做出标记。

〉 右脚向后撤，双脚并拢，进入下犬式。

〉 左腿向前迈，落于双手中间刚才标记的位置，提起躯干，双手撑墙，进入左侧体式。

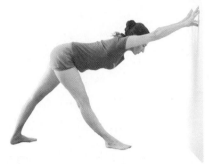

图1　双手推墙

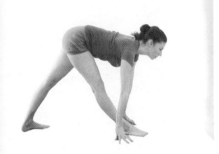

图2　双手落于右脚两侧，距离相等

☼ 右脚在前做体式时，骨盆由左向右转，直到骨盆两侧对位。这可通过左髋向前、向下，右髋向后、向上的动作来完成。

☼ 当双手落地时，留意它们的位置：左手是否比右手距离右脚更远？这意味着骨盆转动还不充分。（图4）

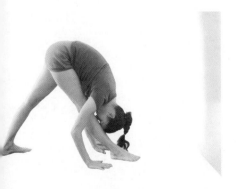

图3　身体前屈，头落于小腿上

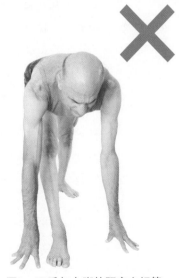

图4　双手与右脚的距离应相等

变体2 骨盆对位：瑜伽椅支撑腹股沟前侧

功效 瑜伽椅的反馈可帮助练习者检查骨盆的转动是否充分，以及腹股沟两侧是否保持相同的高度。身体前屈时椅腿为双手提供了稳妥的支撑点。

在此变体中，瑜伽椅抵靠腹股沟前侧放置。

右腿做体式：

→ 瑜伽椅折叠，放于体前。腹股沟前侧抵靠椅背，双手握住瑜伽椅，左腿向后撤。

〉确保腹股沟两侧抵靠椅背的力量均衡。

〉半前屈，握住椅腿，背部内凹，目视前方。（图1）

〉呼气，进一步前屈，前额落于椅座上。

〉保持骨盆由左向右的转动，左侧找椅背。（图2）

〉可在瑜伽椅上放一个瑜伽抱枕，使体式更加舒适、放松。

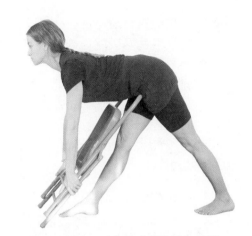

图1 瑜伽椅支撑腹股沟前侧

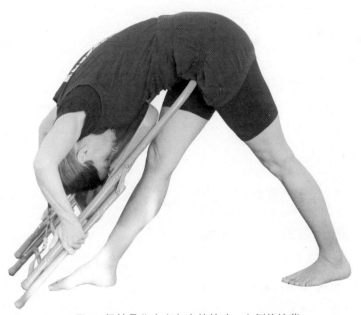

图2 保持骨盆由左向右的转动，左侧找椅背

变体3 锚定后腿：后脚脚跟抵墙面

功效 后脚脚跟抵墙面可使体式
稳定，激活后腿。大腿内旋时，
脚外侧容易抬起来，从而导致足
弓和整条腿的内侧塌陷，因此，
将后脚外侧抵墙面，把觉知带到
脚外侧也是很重要的。

后脚脚跟抵墙

右侧做体式

→ 左脚脚跟抵墙面，右腿向
前迈。（图 1）

〉 前屈，进入体式，同时左
脚脚跟抵住墙根。（图 2）

后脚外侧抵墙

将后脚的整个外侧抵墙非常
有趣。

右侧做体式：

→ 右脚向斜前方迈出（图
3），墙面和身体的中心面之间
约呈 20°（等同于右脚向内转
70°）。

〉 左脚外侧压地，并抵住墙
根。前屈，进入体式。（图 4）

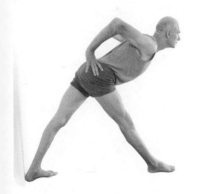

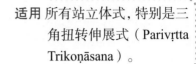

适用 所有站立体式，特别是三角扭转伸展式（Parivṛtta Trikoṇāsana）。

图1　左脚脚跟抵墙面，右腿向前迈

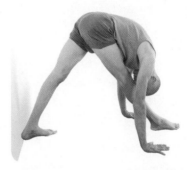

图2　前屈，进入体式，同时左脚脚跟抵住墙根

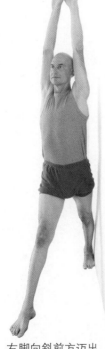

图3　右脚向斜前方迈出

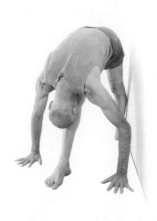

图4　前屈，进入体式

变体4　加强前屈：双手握住后腿膝关节上方

功效　双手握住后腿膝关节上方
有助于后腿的稳定，也可将身体
更靠近前腿。它还能培养身体的
平衡性。

　　前屈进入体式后，双臂向后，
握住后腿膝关节上方后侧。（图1）

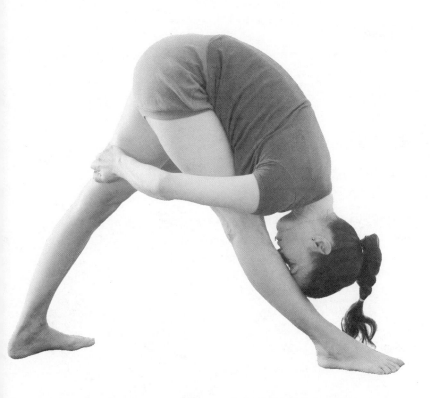

图1　前屈进入体式后，双臂向后，握住后腿膝关节上方后侧

变体5　稳定骨盆: 瑜伽带拉腹股沟前侧

功效　来自搭档的外力可明确双腿运动的方向（大腿前侧向后、向上移动）；练习者独自练习时可以根据细胞的记忆，尝试重复同样的动作。

给搭档的指导:

→ 将瑜伽带套在练习者的腹股沟前侧。

〉用脚趾轻轻抵住练习者的脚跟，稳定其后腿。

〉当练习者进入体式时，拽住瑜伽带。（图1）

〉保持一会儿，松开瑜伽带前要示意练习者，然后慢慢松开。

◎ 当搭档把脚趾放到练习者的脚跟上时，一定要小心，不要夹疼对方。

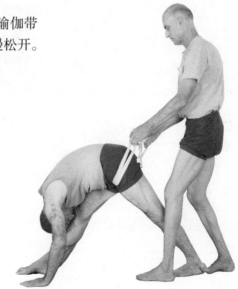

图1　搭档用瑜伽带拉腹股沟前侧

〉 练习者也可以运用墙绳，独自完成类似的变体。

〉 将瑜伽绳挂在墙钩（或者门把手）上，做成墙绳，套住腹股沟前侧，然后向远离墙面的方向移动，将墙绳绷紧。（图2）

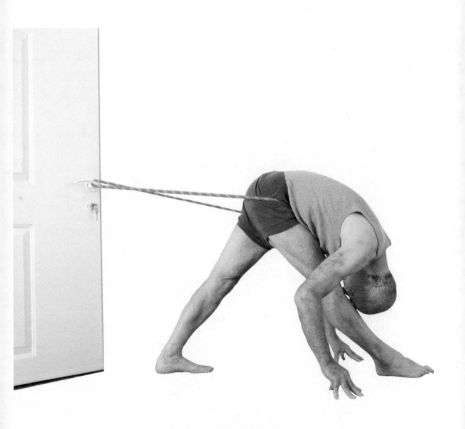

图2　利用门把手做成墙绳，拉腹股沟前侧

此体式的经典做法是双手在背后呈反转祈祷式（Paścima Namaskārāsana）。有些人难以做到，则可在背后十指交扣，或者互抱手肘，以活动肩部。

另一个选择是双手在背后握住，呈牛面式（Gomukhāsana）（图1）。在此变体中，进入体式后可先重复另一侧腿，但不改变双手的交握方式；然后，结束体式，改变双手交握的方向，再重复此体式。

这些手臂的动作可参见三角伸展式变体21。

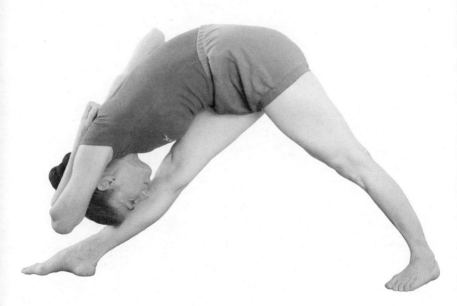

图1　双手呈牛面式

双角式
（Prasārita Pādōttānāsana）

　　双角式是一个对称的前屈体式。当头顶能舒适的落于地面时，此体式就会变得非常放松。这可为头倒立式（Śīrṣāsana）做好预备，也是练习站立体式后很好的休息体式。

变体1　确保对称：利用地板线

功效　地板线可以用来帮助检查双脚和双手是否与身体的中线等距放置。

→ 选择 1 条地板线，将双脚和双手等距放置在其两侧。可根据每侧地板线的数量来确认位置是否正确。（图 1）

〉 观察一下双腿，检查两侧膝关节和大腿内侧是否均衡上提。

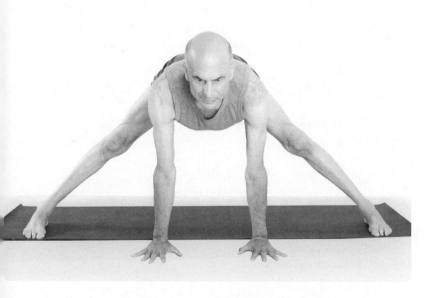

图1　利用地板线，确保体式的对称

变体2 激活大腿：臀部抵墙面

功效 墙面阻止了臀部的后倾，因此可以找到双腿的正确位置。这对大腿前侧来说是一个挑战，因为它们不得不用力向后推。

→ 离墙面几厘米，背向墙面站立。

〉 半前屈，进入体式，双手触地，或者放在瑜伽砖上。

〉 双脚向后撤，直到脚跟后侧、双腿后侧和坐骨贴墙面。（图1）

〉 大腿前侧用力后推，双腿后侧和墙面之间不要有空隙。

〉 如果有与墙面垂直的地板线，此变体可以和变体1结合起来。

☼ 感觉坐骨和墙面的接触，确认两侧臀部同高，用力均等地推墙。

搭档可坐在练习者前面用双脚将对方大腿向后、向上推。

给搭档的指导：

→ 面向练习者坐在防滑瑜伽垫上（防止滑动）。

〉 在练习者前屈进入体式后，将双脚脚掌放在练习者两腹股沟前侧，将其大腿柔和地向后、向上推。

〉 确保双脚的用力均等。（图2）

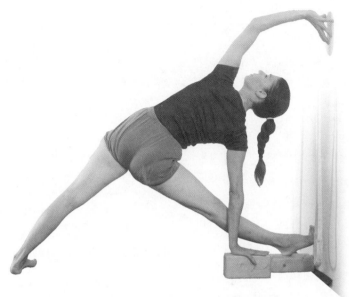

图1　脚跟后侧、双腿后侧和坐骨贴墙面

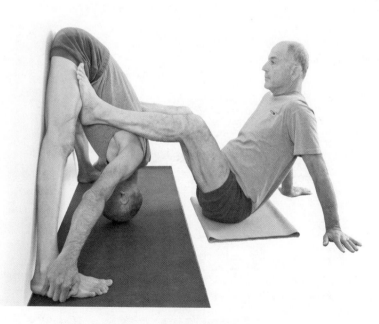

图2　搭档帮助，将练习者的大腿向后、向上推

变体3 激活双腿：瑜伽带套在脚踝外侧

功效 瑜伽带套在脚踝外侧使脚外侧压地的动作更容易。瑜伽带使双腿收紧、激活，与双脚向外滑的趋势形成拮抗。

瑜伽带套住骶骨，创造了双腿的三角形结构，有助于将股骨头和骶骨拉向骨盆。与瑜伽带的拮抗有助于大腿内侧和腹股沟的上提。

→ 双腿分开至所需宽度，将瑜伽带套到双脚脚踝处（大部分人可能需要1根长瑜伽带）。

> 拉紧瑜伽带，双脚与之形成拮抗。双脚外侧下压。

> 前屈，进入体式，同时保持双脚外侧的下压。（图1）

> 进入体式的第一阶段，背部内凹。从双脚到骨盆上端套1根瑜伽带，双腿微屈，将之拉紧。（图2）

> 然后，双腿伸直，将瑜伽带绷紧。身体前屈向下，头顶落地。（图3）

> 在瑜伽带和骶骨之间可以放1个绷带卷或者卷起来的瑜伽垫，加强尾骨的内收（图中未示出）。

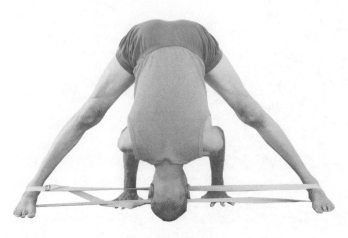

图1 瑜伽带套在脚踝外侧，进入体式

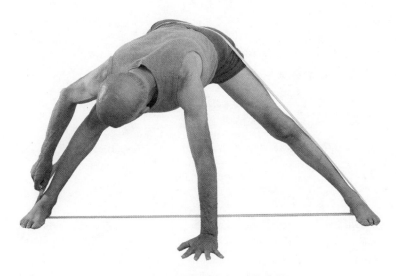

图2　从双脚到骨盆上端套1根瑜伽带

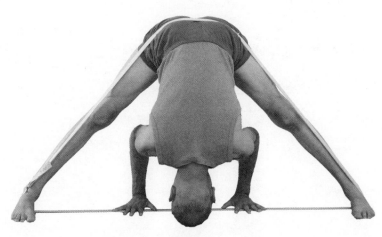

图3　双腿伸直，将瑜伽带绷紧，进入体式

这是另一种锚定双腿的方式：

→ 身体一侧靠墙站立，一只脚的外侧贴靠墙面。

﹥ 双腿分开，进入体式，将1块瑜伽砖放在另一只脚的外侧。

﹥ 瑜伽砖标记了脚的正确位置。（图1）

﹥ 为了防止瑜伽砖滑动，可将瑜伽垫的一端折叠起来包住瑜伽砖。（图2）

﹥ 然后脚踩在瑜伽垫上，贴靠瑜伽砖，前屈，进入最终体式。

﹥ 两脚脚踝内侧上提，分别推向墙面和瑜伽砖。

◎ 如果瑜伽垫不够长，无法折叠，则可再加另一张瑜伽垫，或者将瑜伽垫放置在离墙少许的位置。

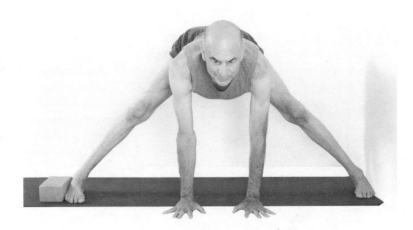

图1　瑜伽砖标记脚的正确位置

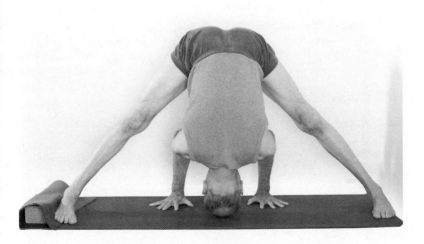

图2　将瑜伽砖用瑜伽垫包起来，防止瑜伽砖滑动

变体5 头顶落地：骨盆前倾

如果身体的柔韧性不足，头顶不能落地，有两种方式可以辅助。

被动进入体式

> 用瑜伽抱枕、瑜伽砖、折叠的瑜伽毯，甚至瑜伽椅支撑头部，可以带来舒缓紧张的效果。

> 随着练习的深入，可逐渐降低头下支撑物的高度。

主动进入体式

> 手掌向前移动，骨盆前倾，屈身向前，直到头顶落地（也可用一条折叠的瑜伽毯辅助）。

> 为了防止身体向前倾倒，可将手掌触地，或者将小臂落地，由双臂承担部分负荷。

> 不要抬头，大腿向后推。头顶沿地面向双腿的方向移动，接近最终体式。（图1）

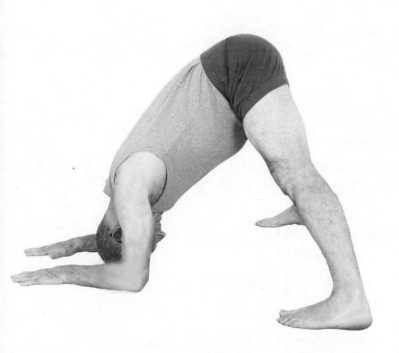

图1　头顶沿地面向双腿的方向移动，接近最终体式

变体6 创造骨盆空间：拉腹股沟内侧

功效 外在的拉力可为骨盆区域创造非常大的空间。练习者可以利用细胞记忆在独立完成体式时重复同样的效果。此变体的第一阶段为半双角式，即背部内凹，孕期女性也可以练习。

在双角式中，双腿内侧应该分开并上提，以便拓宽骨盆，为下腹部内脏器官创造空间。搭档可以帮助练习者学习这些动作。

给搭档的指导：

→ 在练习者上身前屈，进入半双角式（Ardha Prasārita Pādōttānāsana）后（背部内凹），在其两腹股沟处分别套一根瑜伽绳。

〉将第一根瑜伽绳套好，放在那里，不需要抓住它。（图1）

〉然后将另一根瑜伽绳套在另一侧的腹股沟处。

〉握住两根瑜伽绳，向斜上方拉。（图2）

〉注意观察，确保拉力均衡地拓宽、提升练习者的骨盆两侧。

〉保持一会儿，示意练习者后慢慢松开瑜伽绳。

◎ 当两位搭档向两个不同方向拉时，此变体将更有效。

☼ 腿内侧上提找腿外侧，腿外侧收向腿内侧。双腿不动，但双腿内侧形成的三角形结构变得又宽又高。

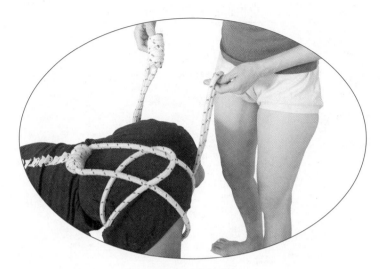

图1 将瑜伽绳套好

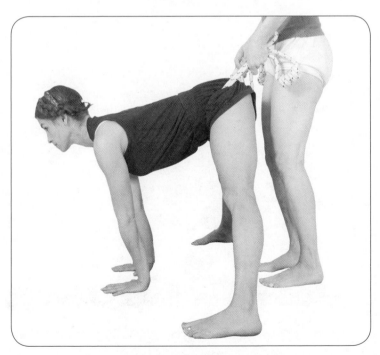

图2 搭档握住两根瑜伽绳，向斜上方拉

功效 瑜伽砖支撑双腿，也可给双臂提供抓握处。如果练习者上半身较长，用这种方式可以更好地拉伸双腿。

→ 将2块瑜伽砖以适当距离放置，每块瑜伽砖上各铺1张小块的防滑瑜伽垫。

〉站在瑜伽砖上，进入体式。

〉前屈后，双手握住脚踝或者瑜伽砖，将躯干向下拉。（图1）

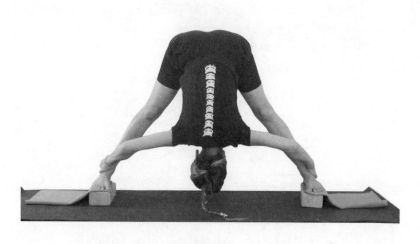

图1 站在瑜伽砖上，进入体式

附　录

瑜伽练习的效果与体式的编排顺序有很大关系。要编排一个正确的序列必须熟悉每一体式的能量特性，解剖学、生理学、神经学特征，以及对感官和心理的作用。练习者可以根据不同的目的和意向来选择不同的序列，还要考虑到自己的经验和熟练程度，当前的身体和心理状况，练习此序列的特殊目的，以及练习环境的特点。

偶尔尝试只用一种辅具来进行一次练习是非常有趣的。例如，瑜伽椅序列、瑜伽砖序列、长瑜伽带序列、墙绳序列，或者其他的辅具序列。下面给出的序列只使用瑜伽砖。其他两册将给出使用其他辅具的练习序列。

此序列包括一些倒立、后弯体式，目的是为身体注入能量，振奋精神。

详细练习方法可以参考《椅子瑜伽习练指南》和"辅具瑜伽习练指南"系列图书。

瑜伽砖序列

水平　中级、高级

时间　60分钟

类型　动态的

体式　站立体式，倒立体式和后弯体式

辅具　墙面

　　　　瑜伽砖—大部分体式要用2块，个别体式要用到3块

　　　　瑜伽带

　　　　瑜伽毯—支撑肩倒立式需要用到5~6条

　　　　瑜伽抱枕—俯英雄式需要用2个（可选）

　　　　瑜伽椅—挺尸式需要用到1把（可选）

　　　　眼枕（可选）

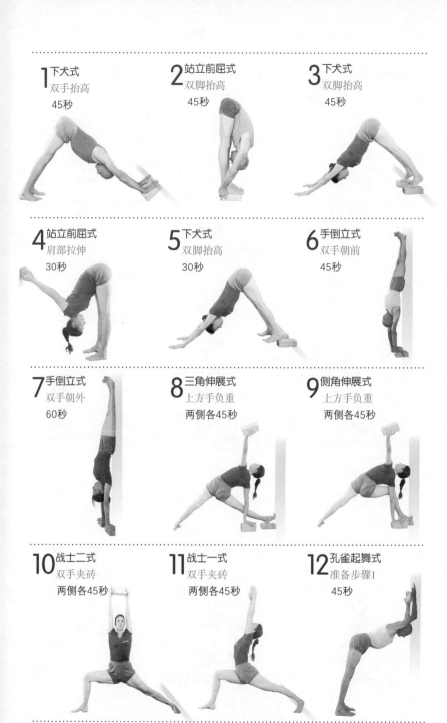

1 下犬式
双手抬高
45秒

2 站立前屈式
双脚抬高
45秒

3 下犬式
双脚抬高
45秒

4 站立前屈式
肩部拉伸
30秒

5 下犬式
双脚抬高
30秒

6 手倒立式
双手朝前
45秒

7 手倒立式
双手朝外
60秒

8 三角伸展式
上方手负重
两侧各45秒

9 侧角伸展式
上方手负重
两侧各45秒

10 战士二式
双手夹砖
两侧各45秒

11 战士一式
双手夹砖
两侧各45秒

12 孔雀起舞式
准备步骤1
45秒

13 孔雀起舞式
准备步骤2

45秒

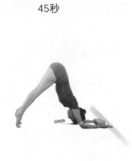

14 孔雀起舞式

45秒

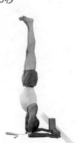

15 头倒立式

300秒

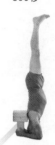

16 上犬式

40秒

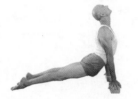

17 四肢支撑式

30秒

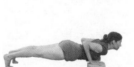

18 上犬式

40秒

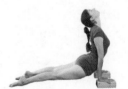

19 骆驼式
双手撑砖

40秒

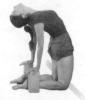

20 骆驼式

40秒

21 上弓式
双手撑砖（竖放）

40秒

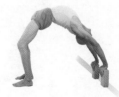

22 上弓式
双手撑砖（斜放）
40秒

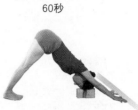

23 上弓式
双脚抬高
40秒

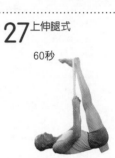

24 下犬式
头顶撑砖
60秒

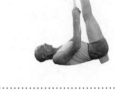

25 俯英雄式
60秒

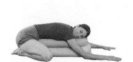

26 仰卧双腿祛风式
40秒

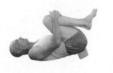

27 上伸腿式
60秒

28 巴拉瓦伽一式
两侧各45秒

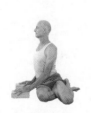

29 支撑肩倒立式
300秒

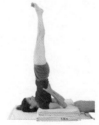

30 犁式
180秒

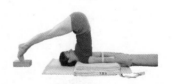

31 膝碰耳犁式
60秒

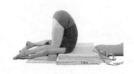

32 加强背部伸展式
120秒

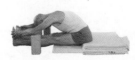

33 挺尸式
300秒

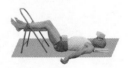

主要梵文体式索引

编 后 记

2019年，《身心实验室——瑜伽习练与探索》出版，其实用性、可读性得到了读者朋友尤其是瑜伽教师的积极反馈，很多瑜伽人获益。此后，我们推出了《椅子瑜伽习练指南》以及"辅具瑜伽习练指南"系列图书（第一册，站立体式；第二册，坐立体式和前伸展体式；第三册，倒立体式）。瑜伽图书渐成体系，于是我们萌生了将上述五本经典译作打造成便携本的想法。

编辑从设计装帧到内文版式经历过数次打磨和改进，最终呈现出了这样一套风格清新、携带方便的小开本丛书。相较于之前较为厚重的大开本，本系列版式更加舒朗优美，风格更加活泼丰富，营造了更为轻松的阅读氛围。无论是上下班随身携带阅读还是作为床头的读物，都值得拥有。无论是自读还是赠与他人，都是极好的选择。

远者为缘，近者为因。它是一种无形的连结，亦是某种必然存在相遇的机会和可能。我们期待更多的有缘之人与本书相遇，与本书结缘，通过艾扬格瑜伽高级认证教师埃亚勒·希弗罗尼深入浅出的讲述，获得启迪和指引，在每日平静的练习中，心生喜悦，回归自我。

"一部经典作品是一本从不会耗尽它要向读者说的一切东西的书，每次重读都好像初读那样带来发现。"无论你是瑜伽爱好者，还是资深练习者，或者是瑜伽教师，本书都值得反复阅读。每次重读，相信你都会有新的体验和收获。

现在，开始享受你的练习吧！